ビギナーナース
実践ノート

ラー

JN051328

糖尿病・
腎臓病
看護

金子和真 監修　佐藤智寛 著

講談社

［カバー・本文イラスト］
かたおか朋子

［ブックデザイン］
鮎川 廉（アユカワデザインアトリエ）

はじめに

　平成30年の厚生労働省による「国民健康・栄養調査結果」によると、「糖尿病が強く疑われる者」は約1000万人と推計され、これは平成9年以降増加傾向にあります。また、「糖尿病の可能性を否定できない者」も約1000万人にのぼっています。つまり、両者を合わせると、日本国民の5〜6人に1人は糖尿病の危険があるということになり、糖尿病はまさに「国民病」と言っても過言ではない病気となっています。

　こうした背景を踏まえたとき、糖尿病という疾患を正しく理解し、患者さんに適切なケアを提供していくことが非常に重要であるのは言うまでもありません。その中において、看護師の役割は大きなものです。糖尿病有病者が増え続けている現在、専門医だけに限定された診療体制には限界があります。医師による短い診察時間の中では、糖尿病に関する情報提供や、日常生活指導はなかなか十分に行うことができません。これらの役割を担い、手厚い医療を実現して国民の健康を保つことは、看護師の重要な務めです。

　こうした現状に応えるため、本書は、糖尿病看護に必要な知識を網羅的にまとめました。

　糖尿病の病態、診断・検査、治療・管理、合併症まで、臨床に必要とされる一通りの内容について解説を行いました。インスリンなどによる薬物療法、血糖パターンマネジメント、フットケアなどの頻出項目に関してはもちろんのこと、中でも特徴的なのは「慢性腎臓病（CKD）」についての解説も充実させたことです。糖尿病の合併症として、腎障害（糖尿病性腎症）は最も代表的なものとして挙げられ、CKDは糖尿病の延長線上にあると見ることができます。もちろん、CKDの原因疾患には糖尿病以外にもいろいろあるわけですが、CKDとしての管理法やケアの考え方の多くは共通しており、糖尿病性腎症を切り口とすることでこれらを効率よく学ぶことができるでしょう。多くの糖尿病看護書は、糖尿病の説明だけに集中していることが多いですが、本書はCKDにも十分な説明を割き、一連の疾患群としての糖尿病とCKDの看護についてバランスよく一挙に習得することができるようになっています。ここまで身に付けば、看護師としてまったく怖いものなしです。

　本書は、看護学生や、糖尿病や腎臓病の病棟に初めて配属された看護師のみならず、認定看護師資格取得のための学習にも最適な1冊となっています。本書をフル活用し、よりよい糖尿病患者のケアに役立てていただければ幸いです。

2020年3月

佐藤 智寛

CONTENTS

本書の特長

　糖尿病のケアは、内科系病棟で働くナースとしては、必ずマスターしなければならない分野です。しかしながら、一口に糖尿病といっても、病態の理解から、検査、薬物療法、実際の血糖管理、合併症などケアに必要な知識は多岐にわたります。

　本書では、糖尿病ケアに関係するこれらの内容を体系的にまとめました。この1冊で、あやふやでない、きちんとした土台のある糖尿病看護の知識を習得することができます。

実践ポイント 1　体系的な知識が十分に得られる

　糖尿病は、「血糖だけみていればよい」という病気では決してありません。ご存知の通り、糖尿病の患者さん達は、医療スタッフの言うことになかなか耳を貸さないことも多いです。そんな彼等に治療に乗り気になってもらうためには、理論整然としていて、説得力のある指導ができなければなりません。「医師がそう言っているから」「本にこう書いてあるから」「とにかく言う通りに従って」と言うだけでは、むしろ患者さんは離れていくばかりです。患者さんに「確かにその通りだ。言う通りにやってみよう」と思わせる説明をするには、看護師自身が、きちんとした理屈を伴った深い理解をしていなければなりません。そもそも自分がよくわかっていないのに、他人がついてくることはないのです。

　このような視点でみたとき、糖尿病はとても奥深い病気であることがわかるはずです。そもそもの医学的な病態が把握できていなければ、何を狙って薬物療法を行っているかもわかりません。そして、薬物療法の代表格であるインスリン注射についても、製剤には数多くの種類があり、その使い分けを知る必要があります。平素の血糖管理は、検査キットの使用法に始まり、血糖値のパターンマネジメントまで必須技能が目白押しです。そして、低血糖やシックデイなどの患者不調の対応、そして糖尿病の重大な合併症である腎症の管理や、フットケアなど、看護師が身に付けるべき知識は幅広い領域にまたがります。

　これらの知識は、バラバラの形で頭の中に入っていても、真の意味では役に立ちません。それぞれの事柄が有機的につながっていて、はじめて活き活きとした臨床に役立つ知識となります。本書には、こうした体系的な糖尿病ケアの知識が十二分に記載されています。

実践ポイント ② 根拠を明示し、わかりやすく説明

　単に「これはこうです」という事実を述べるだけでは、なかなか頭には残らないものです。「こういう理由があるから、こうする」という原理がわかると、理解も深まりますし、習得も早くなります。ですから、本書では細かいことでも、なるべくそのようになる理屈を解説するよう心がけています。

　また、看護師向けの書籍では、専門職を対象にしているということもあり、専門用語が多用される傾向にあります。しかし、看護師といえども専門用語を使われたら、わからないものはたくさんあります。一般の方に説明するようなやさしい言葉であればすぐに理解できるのに、わざわざ専門用語で書いてあるため理解ができず、その専門用語を調べるためにさらに専門書籍を引っ張り出して調べるという非常に面倒なことになりがちです。

　そこで、本書ではそうした煩わしさを排除できるよう、できるだけやさしい言葉を選択し、専門用語も理解しやすいよう配慮してあります。一般書を読む感覚で、スイスイと読み進めることができるはずです。

実践ポイント ③ 医療連携についてもカバー

　本書は、医師・看護師・薬剤師・栄養士といった医療スタッフ間における医療連携についてはもちろん、今後ますます必要性が高まっていくであろう糖尿病の地域連携についても解説しました。増加の一途をたどる糖尿病患者に対し、専門医・専門医療機関だけに限定された「点の医療」では限界があります。開業医・在宅診療医や他の医療スタッフと連携した「面の医療」こそが極めて重要になってきます。その中で看護師が果たすべき役割は大きく、これをスムーズに行うためにも、本書では医療連携に関する知識をきちんとカバーしました。

　以上、看護師になりたての方だけでなく、認定看護資格の学習者やベテラン看護師まで幅広く参考にしていただければ幸いです。

本書の使い方

　本書は第1章から第8章までで構成され、糖尿病ケアにおける一連の体系的な知識が身に付くようになっています。

　第1章は糖尿病の病態に関する医学的な知識を紹介します。医学知識といっても、看護師にもわかりやすい平易な言葉で解説していきますので安心してください。

　第2章は、糖尿病の診断や検査についてです。日頃、病棟でもよく使用する血糖測定器の使い方も扱います。

　第3章〜第4章は、糖尿病の治療や管理を解説します。糖尿病治療に使われる薬剤やインスリン療法は、第1章の医学的な基礎知識と対応させることで確実な理解ができるでしょう。

　また、認定看護師資格に必須の血糖パターンマネジメント、そして低血糖やシックデイなどの急変時対応についても学習します。

　第5章〜第7章は、糖尿病の合併症を扱います。まず、第5章で重要な合併症全般について解説し、その中でも看護師による介入が重要な、糖尿病性腎症／CKDとフットケアについて、第6章と第7章を割り当てています。

　最後に第8章で、これからますます重要になる医療連携をみていきましょう。ここまでくれば、すっかり糖尿病マスターです。

　基本的には最初から順番に読んでいただくことで、十分な知識が得られるようにしていますが、特定の項目についてだけ知りたい方は途中から読むという使い方も可能です。それぞれの項目でポイントを絞って解説してありますので、好きなところから読んでもらって構いません。

　本書1冊で糖尿病ケアに必要なことはすべて出てきますので安心して活用してください。

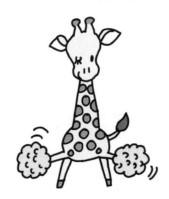

糖尿病とは

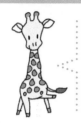

1.1 糖代謝と糖尿病

糖尿病を正しく理解するために、基礎にある糖の調節のしくみから、正しく学んでおきましょう。

糖代謝

　動物にとっての三大栄養素は、炭水化物、脂肪、蛋白質です。それぞれ重要な働きをもっていますが、この中でも、直接のエネルギー源として最も重要であるのが炭水化物です。

　炭水化物は、食事によって摂取されると、消化作用によって糖類にまで分解されます。その糖類の代表例が**グルコース（ブドウ糖）**です。

　グルコースは、主に小腸から体内に吸収されると、血液中に入ります。こうして、血中のグルコース濃度である「血糖値」が上昇します。グルコースは、血液によって全身に運ばれ、各臓器の細胞に取り込まれます。こうして、呼吸の基質として利用され、エネルギーがつくり出されます。

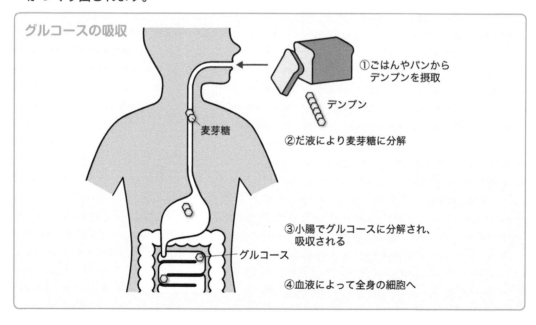

グルコースの吸収

①ごはんやパンからデンプンを摂取

デンプン

麦芽糖

②だ液により麦芽糖に分解

③小腸でグルコースに分解され、吸収される

グルコース

④血液によって全身の細胞へ

　エネルギー代謝における生命線である血糖は、健康なヒトの場合、100 mg/dL 程度で非常に厳密にコントロールされています。たとえば、脳の細胞は、エネルギー源としてグルコースしか利用することができません。ですから、食事をしていない空腹時であっても、常にグルコースを安定供給するしくみが必要です。

　そのために、様々なシステムが働いています。たとえば、グルカゴンやアドレナリンといったホルモンは血糖を上昇させるホルモンとして働きます。これらのホルモンは、肝臓の細胞に作用し、糖分の貯蔵物質である**グリコーゲン**をグルコースへ分解することを促進します。

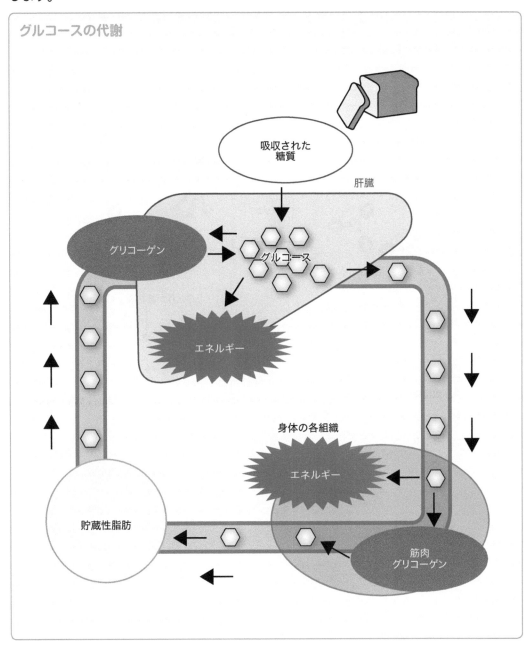

グルコースの代謝

逆に、血糖が上がり過ぎないように、下げる作用をもつホルモンもあります。それがインスリンです。食後に血糖が上昇すると、膵臓のβ細胞がこれを感知し、インスリンを生成・分泌します。インスリンは血流にのって全身の組織に送られると、細胞膜のインスリン受容体に結合します。インスリンが結合した細胞の中では反応が起こり、グルコースの輸送体（グルコーストランスポーター、GLUT）を細胞膜上に浮上させ、グルコースの細胞への取り込みが促進されます。こうして、細胞としてはエネルギー源を確保するとともに、血糖値が低下するということになります。

　グルコースが余った場合には、肝臓や筋肉でグリコーゲンとして貯蔵されます。さらに余っている場合には、中性脂肪に変換されたうえで脂肪組織に蓄えられます。

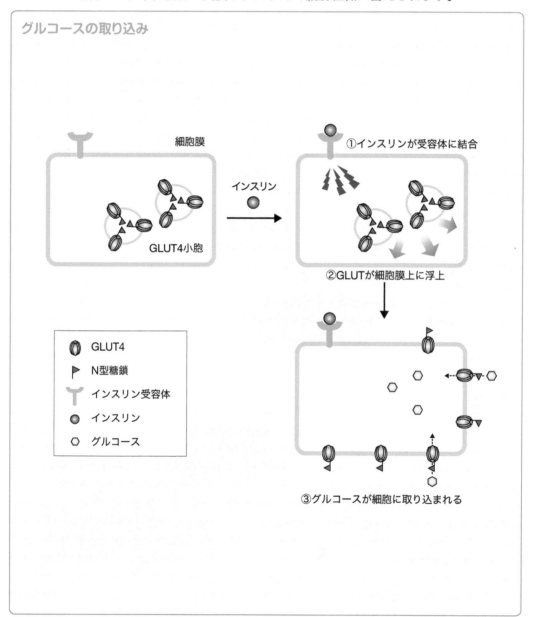

グルコースの取り込み

細胞膜

インスリン

GLUT4小胞

①インスリンが受容体に結合

②GLUTが細胞膜上に浮上

- GLUT4
- N型糖鎖
- インスリン受容体
- インスリン
- グルコース

③グルコースが細胞に取り込まれる

　以上のような一連の糖代謝の過程に障害が生じて、血糖の調節が保てなくなった状態、もっぱら血糖が過剰に上昇してしまう場合が問題になります。血糖が高すぎると、尿中に糖が漏れ出てきます。この病態が糖尿病です。

　動物は、進化の長い歴史の中では、飢餓・エネルギー源不足が生命を脅かす重大な問題であり続けてきましたから、それに対応する能力は強力です。たとえば、血糖を上げるホルモンには、グルカゴンやアドレナリン以外にも、成長ホルモンやコルチゾルなども挙げられ、何重ものシステムを備えているのです。逆に、血糖を下げるホルモンはインスリンただ1つしかなく、非常に貧弱です。

動物のからだは、「栄養が多すぎて困る」という状況に最適化されていないわけです。これが、現在の飽食の時代において、糖尿病が増え続けている1つの要因となっています。

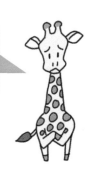

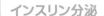

インスリン

　インスリンは糖尿病のケアを考えるうえで、常にキーとなるホルモンですが、その体内における生理的な分泌のパターンを知っておきましょう。

　インスリンの分泌様式は、「**基礎分泌**」と「**追加分泌**」に大別されます。空腹時に高血糖にならないように持続的に分泌されているのが基礎分泌、食後に血糖の上昇を抑制するために分泌されるのが追加分泌です。

　両者は作用する標的臓器に若干の違いがあります。基礎分泌は、主に肝臓の糖新生（糖質以外の物質からグルコースを生成する働き）の抑制に働きかけて空腹時高血糖を是正します。一方、追加分泌は、筋肉・脂肪・脳などの末梢組織でのグルコース取り込みを促進し、食後高血糖を低下させます。

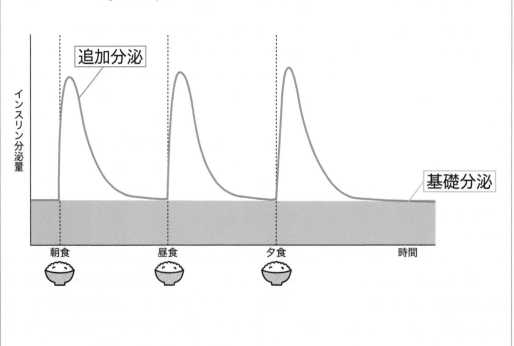

糖尿病の概念

「糖尿病」は、端的にいえば、血糖値が高い状態になってしまう疾患のことです。

　血糖は、前述のような様々なホルモンの働きによって厳密に調節されていますが、いろいろな理由によってこの調節機構が破綻すると、高血糖となります。

　「糖尿病」の名称は、血糖が高まった結果として、尿中に糖が排出されることに由来しています。ただし、かなり血糖が高くならないと尿中に糖は出てきません（概ね血糖値180mg/dL以上）。糖尿病の診断精度が高くなった現在では、すべての糖尿病患者において尿糖が検出されるわけではないということに留意してください。

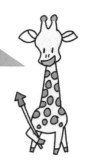

糖尿病は、ラテン語で「Diabetes Mellitus」といい、この略語である「DM」は医療現場において頻用されています。

　また、糖尿病という診断までには至らないものの、血糖が高めで推移していて経過に注意を要する場合もあります。このような状態を「**耐糖能異常**」と呼びます。俗にいう「糖尿病予備軍」に該当すると考えておけばよいでしょう。

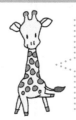

1.2 糖尿病の病態

糖尿病は様々な症状を引き起こします。看護師がこれらを正しく把握できていなければ、患者さんの相談に乗るときに、話がこんがらがってしまいます。基礎にある病態とあわせて、知識を整理しておきましょう。

高血糖の症状

　慢性的な糖尿病の状態が持続していると、口渇・多飲・多尿・体重減少・易疲労感などを訴える場合があります。特に前三者は糖尿病の古典的三徴とされており、診断のきっかけとなることがあります。

　ただし、高血糖それ自体は、糖尿病性ケトアシドーシスなどのような特殊な例を除いて、明らかな自覚症状がみられないこともしばしばあります。逆にいうと、明らかな症状がないゆえに高血糖は放置されてしまいやすく、将来的に重大な臓器障害を生じる可能性が上がってしまいます。

　この点からも、健診によって糖尿病をスクリーニングすることは重要な意味をもっているといえます。

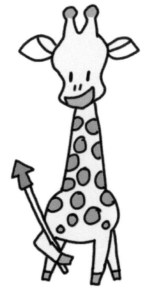

糖尿病の症状

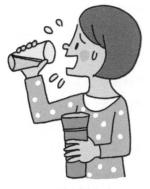

のどが乾く

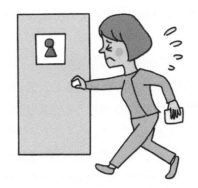

トイレが近い

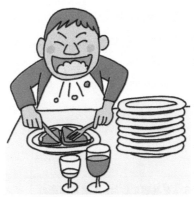

異常に食欲がある

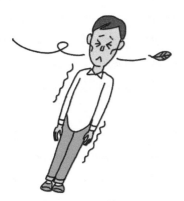

食べてもやせる

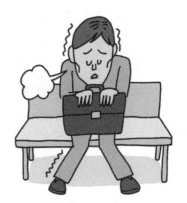

疲れやすい

糖尿病の分類

　糖尿病には、その成因によって、1型糖尿病、2型糖尿病、その他の糖尿病に分類されます。この中で特に重要な分類は、1型糖尿病と2型糖尿病です。

❋ 1型糖尿病と2型糖尿病

　前項の糖代謝を踏まえると、血糖が過剰に上昇してしまう理由として、インスリン分泌が不足している場合と、インスリンは出ていても効き目が悪い場合（インスリン抵抗性）が考えられます。

　大まかにいうと、1型糖尿病は前者、2型糖尿病は後者に相当します。

　1型糖尿病は、自己免疫（自分の免疫システムが自分を攻撃してしまう病気）機序などによって、膵臓β細胞が破壊され、インスリン分泌が低下します。そのため、しばしばGAD抗体などの自己抗体が陽性となります。糖尿病患者の5〜10％程度を占めます。

　2型糖尿病は、肥満や運動不足などによって、細胞の糖の取り込みが落ちることによって発症します。慢性に高血糖が持続すると膵β細胞機能が障害され、しばしばインスリン抵抗性のみならず、インスリン分泌不足も伴うことがあります。糖尿病患者の90〜95％を占めます。

1型糖尿病と2型糖尿病のちがい

	1型糖尿病	2型糖尿病
成因	自己抗体を基礎にした、膵臓β細胞の破壊により発症	インスリン分泌低下・抵抗性に、運動不足などの環境因子が加わり発症
インスリン分泌能	絶対的欠乏　〔インスリン依存状態〕	相対的なインスリン分泌低下や抵抗性　〔インスリン非依存状態〕
基本となる治療法と補助的な治療法	基本：インスリン療法 補助：食事と運動	基本：食事と運動 補助：薬物
遺伝的な素因	2型の場合より少ない	しばしばあり
発症年齢	小児〜思春期が多いが、中高年でも認める	40歳以上に多いが、若年発症も増加
肥満度	関係なし	肥満または肥満既往が多い
膵島関連自己抗体	GAD抗体、ICA、IA-2、IAAに陽性率が高い	陰性

頻度は低めですが、こうした典型的な分類に当てはまらない糖尿病も存在します。

たとえば、自己抗体は陰性なのに、急激な膵臓 β 細胞の機能障害が起こる劇症1型糖尿病や、数年以上をかけてゆっくりとインスリン依存状態になっていく緩徐進行1型糖尿病（Slowly Progressive Insulin-dependent Diabetes Mellitus：SPIDDM）が挙げられます。

❊ その他の糖尿病

一般的な糖尿病のほかにも、特定の原因や疾患によって引き起こされる特殊な糖尿病が存在します。

たとえば、ミトコンドリア糖尿病は、ミトコンドリアの遺伝子に異常があり、エネルギー代謝が障害されるため、糖尿病を発症します。他にも特定の遺伝子異常が判明している糖尿病がありますが、いずれも頻度は非常にまれです。

続発性糖尿病は、他の疾患によって起こる糖尿病です。たとえば、グルカゴン産生腫瘍や、コルチゾル過剰分泌が起こるクッシング症候群、成長ホルモン過剰分泌が起こる先端巨大症などがあります。また、薬剤性の糖尿病、特にステロイド糖尿病は臨床的によくみられますので、忘れてはいけません。

最後に、妊娠糖尿病が挙げられます。妊娠中は、胎盤から産生されるホルモンや、各種女性ホルモンの増加によって、耐糖能が悪化しやすくなります。基本的には妊娠中のみ血糖値が異常となり、出産後に改善します。

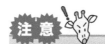

注意

妊娠糖尿病は、一時的な病態であるといっても将来の2型糖尿病リスクを増加させるとされているので注意が必要です。

┃ インスリン抵抗性

前述のように、有病率の高い2型糖尿病では、インスリンは出ていても効き目が悪い状態となっており、これを「インスリン抵抗性」と呼びます。もっと具体的にいうと、肝臓・筋肉・脂肪といった組織の細胞が、インスリン存在下でもグルコースを取り込みにくくなっているということです。

✳ 肥満症

　インスリン抵抗性をきたす、主な原因として肥満が挙げられます。日本人の場合、肥満の判定基準は、「BMI（Body Mass Index）≧25」です。

　肥満は、体脂肪が過剰に蓄積した状態ですが、この脂肪細胞による様々な生理的作用によりインスリン抵抗性がもたらされます。具体的には、脂肪細胞から産生される遊離脂肪酸（FFA）や、TNFαといった分泌物質が、末梢組織細胞におけるGLUTの働きを抑制してしまうのです。

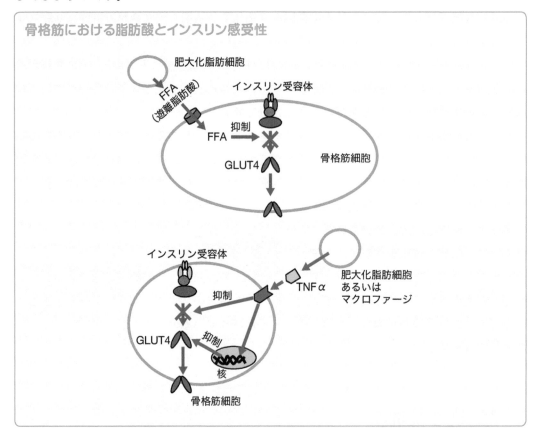

　肥満には、皮下に脂肪が多く蓄積される「皮下脂肪型」と、内臓に多く蓄積される「内臓脂肪型」がありますが、インスリン抵抗性をもたらすような悪い働きは、特に内臓脂肪に優位です。

　脂肪細胞からは、「アディポサイトカイン」と総称される様々な生理活性物質が分泌されますが、アディポサイトカインの中にも善玉と悪玉があります。悪玉に分類されるのが、先に挙げたFFAやTNFαなどの物質で、これらは内臓脂肪からよく分泌されるのです。

　脂肪は、様々な物質を分泌する一種の内分泌器官でもあり、その異常である「肥満症」は立派な病気の状態に相当するのです。

✳ メタボリックシンドローム

メタボリックシンドロームは、内臓脂肪型肥満に高血糖・高血圧・脂質異常症のうち複数以上の症状が併存している状態を指します。

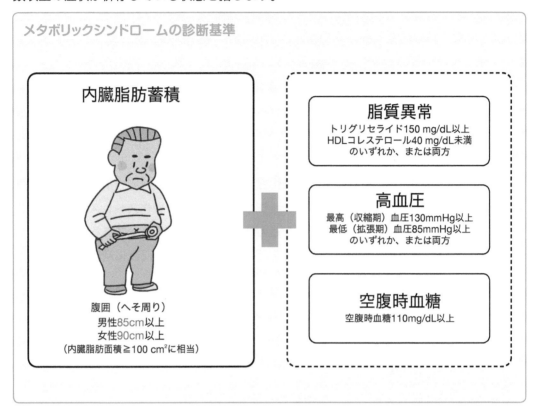

メタボリックシンドロームの診断基準

内臓脂肪蓄積

腹囲（へそ周り）
男性85cm以上
女性90cm以上
（内臓脂肪面積≧100 cm²に相当）

脂質異常
トリグリセライド150 mg/dL以上
HDLコレステロール40 mg/dL未満
のいずれか、または両方

高血圧
最高（収縮期）血圧130mmHg以上
最低（拡張期）血圧85mmHg以上
のいずれか、または両方

空腹時血糖
空腹時血糖110mg/dL以上

これらの要因は、それぞれ単独でも動脈硬化性疾患（脳卒中や心筋梗塞などの重大な疾患）のリスクを高めますが、さらにこれらが多数併存していると、相乗的に動脈硬化性疾患の発生頻度が高まります。このようなリスク重積状態を、より早期に的確に把握するために、メタボリックシンドロームという概念としてまとめられました。

このようなリスクの集積は、偶然に起きるのではなく、特に日本人においては、生活習慣に基づく内臓脂肪型肥満が共通の基盤として着目されています。

このような背景も踏まえれば、糖尿病の治療の際には、血糖だけに注目するのではなく、血圧や脂質などのデータにも注意を払う必要があることがわかります。そして、生活習慣の改善によって肥満を解消し、標準体重（p.33参照）に近づけることでインスリン抵抗性を解消することが重要であることがわかるでしょう。

予後への影響

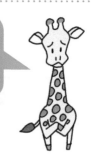

糖尿病がどうしてこれほど問題視されるかというと、それが数多くの重大な合併症をもたらし、寿命を縮めるという明確なエビデンスがあるからです。

　高血糖は、生体の蛋白質を非酵素的に糖化させ、蛋白質本来の機能を損なってしまいます。また、糖化反応によって生じたフリーラジカルなどにより酸化ストレスも増大するといわれています。こうした作用により、たとえば血管の主要構成成分であるコラーゲンなどが影響を受け、動脈硬化や微小血管障害などの老化現象がより高度に進行するのです。

　糖尿病において生じる具体的な合併症については、5章で詳しく扱いますが、神経障害・網膜症・腎症といった**細小血管障害**や、心筋梗塞・脳梗塞・閉塞性動脈硬化症といった**大血管障害**が代表的です。他にも、認知症・悪性腫瘍・感染症といった、あらゆる疾患のリスクを増大させます。

　日本人における研究結果では、糖尿病患者は同時代の一般の平均寿命に対し、男性9.6歳、女性13.0歳短命であったと報告されています＊。こうした将来的なリスクの回避のために、糖尿病の予防と治療の啓発が極めて重要になってくるわけです。

〈文献〉

＊Hotta N, Nakamura J, Iwamoto Y, et al., J Diabetes Investig1（1-2）:p.66-76, 2010.

第 **2** 章

糖尿病の
診断と検査

2.1 糖尿病の診断

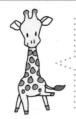 糖尿病の診断は、日本糖尿病学会による「糖尿病診断基準」に基づきます。2010年には改訂が行われ、HbA1cを重視した現在の形となっています。実際に診断を行うのは医師ですが、看護師もしっかり理解しておきましょう。

糖尿病の診断基準

現在の糖尿病診断基準は以下の通りとなっています。

① 空腹時血糖値 126mg/dL 以上
② 随時血糖値 200mg/dL 以上
③ 75g OGTT 2時間値 200mg/dL 以上
④ HbA1c（NGSP）6.5%以上

　これらのいずれかを満たせば「糖尿病型」、別々の日に行った検査で2回以上確認できれば「糖尿病」と診断します。また、血糖値とHbA1cの基準を同一日に満たしていれば、1回の検査であっても「糖尿病」と診断できます。ただし、HbA1c値のみでは「糖尿病」と診断することはできず、1回は血糖値による基準を満たす必要があります。

　2010年以前の診断基準には①〜③の項目しかありませんでしたが、改訂によって④が加わりました。検査項目としてのHbA1cの実臨床上における利用価値の高さを反映したものといえます。

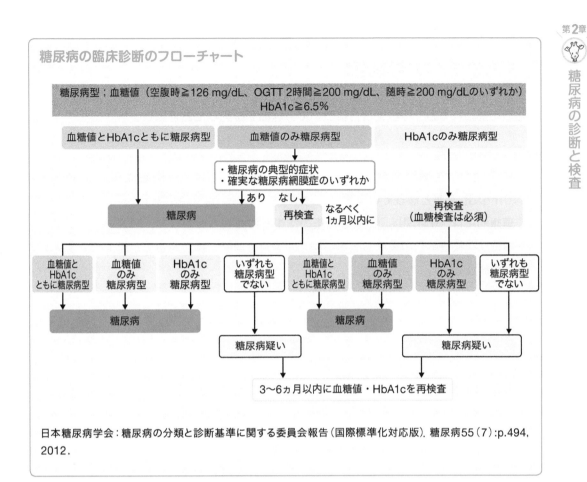

糖尿病の臨床診断のフローチャート

糖尿病型；血糖値（空腹時≧126 mg/dL、OGTT 2時間≧200 mg/dL、随時≧200 mg/dLのいずれか）
HbA1c≧6.5%

日本糖尿病学会：糖尿病の分類と診断基準に関する委員会報告（国際標準化対応版）. 糖尿病55（7）:p.494,
2012.

　また、糖尿病は、検査項目だけで診断するわけではありません。

　上記のように「糖尿病型」を示していて、かつ以下のいずれかが認められる場合は、初
回検査だけでも「糖尿病」と診断することができます。

（1）口渇・多飲・多尿・体重減少などの典型的な症状

（2）確実な糖尿病網膜症

　なお、空腹時血糖値110mg/dL未満および75g OGTT 2時間値140mg/dL未満が確
認された場合は「正常型」と判定し、「糖尿病型」「正常型」いずれにも属さない場合は
「境界型」と判定されます。

診断のための検査項目

診断に使われる各々の検査項目について、詳細を確認しておきましょう。

空腹時血糖値

　文字通り、空腹時の血糖値のことです。健常人では、空腹時血糖の正常域は110mg/dL未満となっています。

　理想的には、9時間以上絶食した後の空腹時に血液を採取して、測定を行います。一般には、検査前日の夜から飲食を控え、翌日の早朝に採血するのが現実的です（早朝空腹時血糖値）。

随時血糖値

　食事の時間と関係なく測定した血糖値のことです。健常人の場合、正常域は140mg/dL未満となっています。簡便なので、実臨床的には最も見かける頻度が高いでしょう。

　空腹時血糖にあまり問題がなくても、食後に血糖値が低下せず140mg/dL以上の高値が続く状態の人もいます。これを「**食後高血糖**」といいます。

75g OGTT

　「OGTT」は、経口ブドウ糖負荷試験（Oral Glucose Tolerance Test）の略語です。方法は75gのブドウ糖（グルコース）を水に溶かしたものを経口摂取したうえで、2時間後に再び採血をして血糖値を測定します。30分後、1時間後に採血を追加することもあります。

　鋭敏に糖尿病の有無を判定することができますが、意図的に血糖値を上昇させる試験であるため、すでに空腹時血糖値や随時血糖値によって糖尿病型と診断されている患者には原則的に行いません。また、実臨床上もやや煩雑な検査となるので、HbA1cの普及に伴い施行頻度は低くなってきています。

✿ HbA1c

　成人の血中ヘモグロビン（Hb）にはいくつかの種類がありますが、そのうちの約4%を占めるのがA1c分画、すなわちHbA1cです。HbA1cにはグルコースが結合しており、「糖化ヘモグロビン」とも呼ばれます。HbA1cは糖化ヘモグロビンの中でも安定していて大きな割合を占めるので、ヘモグロビンがどれほど糖化されているかの指標として用いられます。そして、HbA1cのヘモグロビン全体に対する割合は血糖値に依存するため、糖尿病の指標になるのです。

　HbA1cは過去1〜2ヵ月の血糖値の平均を表します。血糖値は、採血した日近辺の食事の内容やタイミングによって大きく変動してしまう可能性がありますが、HbA1cではそのようなことがありません。

　ただし、HbA1cも本当の血糖値とかい離を起こすことがあります（偽性高値or偽性低値）。たとえば、赤血球寿命が延長したり短縮したりする場合には、HbA1cが見かけ上高く出たり低く出たりします。このため、診断基準でもHbA1c単独では糖尿病と即断できない形になっているのです。

HbA1c偽性高値	HbA1c偽性低値
●脾臓摘出による赤血球寿命延長	●輸血後（血糖正常な血液輸血）
●赤血球産生低下に伴う赤血球寿命延長（鉄欠乏、ビタミンB12欠乏、葉酸欠乏、腎不全時のエリスロポエチン分泌低下など）	●妊娠による赤血球寿命短縮
	●脾機能亢進（肝硬変など）
	●溶血性貧血
●腎不全におけるBUN上昇（尿素により産生されるカルバミル化Hbのため）	●血液透析（溶血を伴う）
●慢性アルコール中毒	●貧血治療による赤血球産生亢進（鉄剤投与、腎性貧血へのエリスロポエチン投与など）
●アスピリン大量投与	

　HbA1cは、従来、日本糖尿病学会（JDS）により、検査の国内標準化が行われていました。しかし、国際的には米国のNational Glycohemoglobin Standardization Program（NGSP）のものが標準化されていました。NGSP値は、JDS値よりも0.3〜0.5%程度高く出るとされており、臨床現場でも混乱を招きやすい状況が続いていました。そこで、日本もNGSPに合わせる方針となり、移行期間を経て2014年以降はすべてNGSP値に統一されています。

　検査結果表に「HbA1c（N）」という書かれ方をしているのを見かけることがあると思いますが、この「N」はNGSP値であるということを表しています。

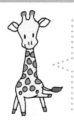

2.2 血糖の測定法

よく血糖測定に用いられる検体として、通常の採血（静脈血）や毛細管血が挙げられます。特に、毛細管血は簡便に採取可能なので、自己血糖測定（Self-Monitoring Blood Glucose：SMBG）の際に頻用されています。

通常の採血

血液検体をそのまま放置しておくと、赤血球がグルコースを消費してしまって血糖値が低下してしまいます。そこで、血糖およびHbA1c測定用の採血スピッツには、解糖防止作用のあるフッ化ナトリウム（NaF）が添加してあるということがポイントです。

NaF存在下でも2時間程度までは少しずつ血糖値は下がっていくので、理想的には1時間以内に検体を提出して血漿分離するのが望ましいとされていますが、実臨床的に気にするほどのことではありません。

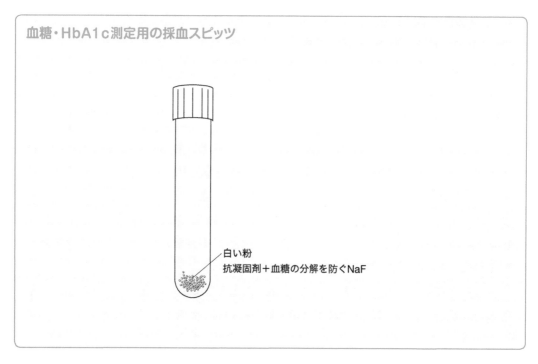

血糖・HbA1c測定用の採血スピッツ

白い粉
抗凝固剤＋血糖の分解を防ぐNaF

簡易血糖測定

❋ 簡易血糖測定器

　糖尿病の管理においては、1日に複数回の血糖測定が必要であったり、患者さん自身が血糖測定をする必要があったりします。このような場合に、専門手技である採血を毎回行うのは現実的ではありません。

　そこで、簡易血糖測定器が登場しました。これは、わずかな指先の血液（毛細管血）を試験紙につけることで迅速・簡便な血糖測定を実現し、糖尿病治療に大いに役立っています。病棟での医療従事者による血糖測定はもちろん、患者さん自身による自己血糖測定（SMBG）や、なるべく急いで患者の血糖を知りたい救急外来などでも活用されています。

　簡易血糖測定器は、以下のように様々なメーカーから販売されていますが、いずれもワンタッチ式で操作性の良いものへと進歩を遂げています。

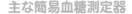

主な簡易血糖測定器

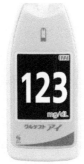

グルテストアイ
（提供：株式会社三和化学研究所）

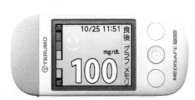

メディセーフフィットスマイル®
（提供：テルモ株式会社）

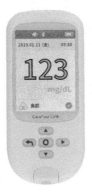

ケアファストLink®
（提供：ニプロ株式会社）

✤ 簡易血糖測定における注意点

　簡易血糖測定は比較的精度の高い検査法ですが、誤差ももちろんあります。

　簡易血糖測定器が準拠している国際規格 ISOでは、「血糖値75mg/dL未満では、±15mg/dL、血糖値75mg/dL以上では、±20%以内に測定値の95%以上が入っていること」となっています。逆にいうと、これくらいの範囲の誤差は生じうるということです。

　また、機器の使用法によっても誤差が生じる可能性があります。以下のような点に注意を払っておきましょう。

十分に手洗いをする

　針穿刺による感染予防はもちろん、たとえば果物の皮を剥いた後に測定を行うと高値が出てしまうことが報告されています。

消毒液は十分に乾燥させる

　消毒液が残存していると、血液が希釈されて低値が出ることがあります。

十分な血液量の確保

　簡易血糖測定器は0.5～1μLというわずかな検体量で測定が可能ですが、これより少量だと誤差が生じることがあります。

　また、検体量が少ないからといって無理に指先から絞り出そうとすると、組織液が混入し測定値に影響します。

正しい使用法を守る

　使いまわししないといったことはもちろん、湿度・温度の影響を受けやすい試験紙や測定器の使用法・使用期限を守ります。

他の誤差を生じうる要因

　毛細管血は全血検体であるため、ヘマトクリット値に著しい変化がある場合には影響される可能性があります。他にもマルトースを含む輸液の投与などによって偽性高値を示すことがあります。

　また毛細管血の性質は静脈血よりも動脈血に近いため、食後など急激に血糖値が変化しているときは、誤差が大きくなりやすい傾向があります。

✳ 簡易血糖測定器の使い方

簡易血糖測定の手順を確認しておきましょう。

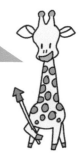

STEP 1 物品をそろえる

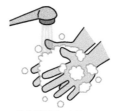

● 手を清潔にする。

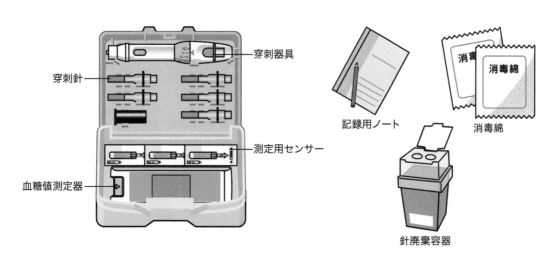

穿刺器具

穿刺針

測定用センサー

血糖値測定器

記録用ノート

消毒綿

消毒綿

針廃棄容器

● 急激な温度変化があると測定値に影響が出ることがあるので、センサーや測定器は室温に馴染ませてから使用する。

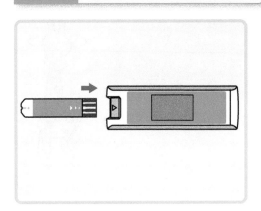

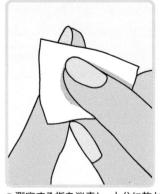

●測定する指を消毒し、十分に乾かす。

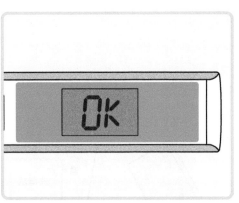

●測定用センサーをセットし、測定器の準備ができている
ことを確認する（「OK」の表示など）。

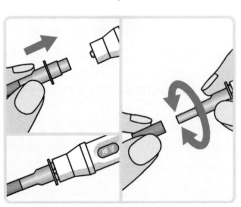

●穿刺器具に穿刺針を装着する。

●針を指先に軽く当てて、ボタンを押して穿刺す
る。デバイスにより穿刺の深さが調節できるの
で、皮膚の厚さや固さに応じて適宜変更する。

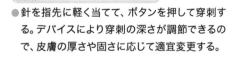

約2.5mm

●穿刺痕周囲を軽く圧迫して血液を出す。
径2.5mmが目安。

STEP 4 測定する

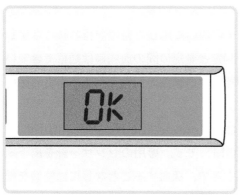

● 改めて、測定器の準備ができていることを確認する。

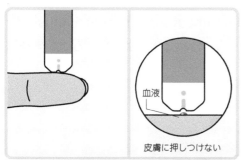

● 測定用チップの先端を血液につける。血液がチップ
内を十分浸透するまでは、先端をつけておく。

血液

皮膚に押しつけない

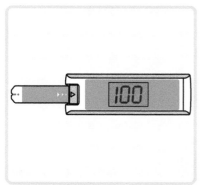

● 測定値を確認する。

STEP 5 かたづける

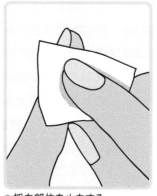

● 採血部位を止血する。

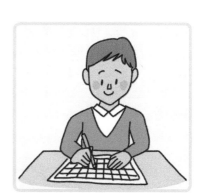

● 測定値をノートに記録する。

処分する

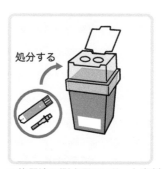

● 使用済の測定用センサーと穿刺針は、医療廃
棄物として捨てる。針刺し事故に注意。

持続血糖測定

　従来、血糖値は1日に数回スポットで測定し、その数値に応じて管理が行われてきました。しかし、よく考えてみれば、この方法では、測定と測定の間の血糖値は観察できていません。症例によっては、数回の測定では解釈が難しい血糖値の変動を呈する場合もあり、適切な治療方針の決定が難しいこともありました。

　そこで、考案されたのが、持続血糖測定（Continuous Glucose Monitoring：CGM）およびFlash Glucose Monitoring（FGM）です。専用のセンサー針を皮下組織に刺し、間質液中のグルコース濃度を測定することで、採血することなしに血糖値を推定します。これにより、一定の間隔で継続的な血糖測定が可能となり、より詳細で正確な血糖推移を評価することが可能になりました。

　もちろん、間質液中のグルコース濃度と血糖値には、タイムラグやズレが生じるというような問題点もありますが、近年はこれらの技術的な課題も徐々に改善されてきています。

　CGMやFGMの使用は、まだ現状では一部の患者さんに限定されていますが、将来的には、持続皮下インスリン注入療法（Continuous Subcutaneous Insulin Infusion：CSII）との組み合わせなど、患者のライフスタイルに合わせた、より緻密な血糖管理法への応用が期待されています。

CGMの例

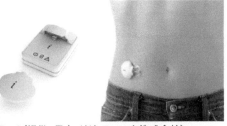

iPro2（提供：日本メドトロニック株式会社）

FGMの例

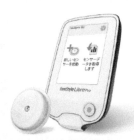

Free Styleリブレ Pro（提供：アボットジャパン株式会社）

2.3 他の検査項目

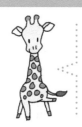 血糖やHbA1c以外にも、糖尿病の評価のために有用な検査があります。

血液検査

グリコアルブミン

グリコアルブミンは、グルコースが結合したアルブミンです。アルブミンは、主に肝臓でつくられますが、その一部は血液中のグルコースと結合し、グリコアルブミンとなります。HbA1c同様、この量は血糖の指標となります。

グリコアルブミンは過去2〜3週間程度の平均血糖値を反映します。よって、HbA1cよりも短期スパンでの指標として有用であるほか、HbA1cの信頼性が低い場合（偽性高値や偽性低値が疑われる場合）に役立ちます。

グリコアルブミンの正常基準値は11〜16%です。

1,5-AG（1,5-アンヒドログルシトール）

1,5-AGは食品に含まれる物質で、栄養素ではないので、身体に吸収された後、そのまま尿中に排泄されます。その排泄量は、尿糖と相関しています。

つまり尿糖が多く排泄されている病態（糖尿病の管理が悪い状態）では、1,5-AGも多く排泄されるので、血液中の1,5-AGは低下することになります。HbA1cやグリコアルブミンとは逆で、「数値が低いほど良くない」ということに注意しましょう。

1,5-AGは、過去数日間程度の平均血糖値を反映し、14.0μg/mL以上が基準値とされています。ただし、実臨床上はあまり使われません。

🔬 血中インスリン／血中Cペプチド

糖尿病においては、血糖の上昇に応じた血中インスリンの上がり方が遅くなったり、十分に上がらなくなったりします。そこで、実際に血液中のインスリン量を測定し、インスリンの分泌能を調べることがあります。

一方、すでにインスリン治療を行っている患者では、自分で分泌したインスリン（内因性）と、投与されたインスリン（外因性）がまとめて血中インスリンとして測定されてしまうため、本当の分泌能を知ることができません。そのような場合、Cペプチド（CPR）を測定します。

インスリンの前駆体（プロインスリン）が分泌直前に膵臓で分解されるとき、インスリンとCペプチドが必ずセットで1分子ずつ生成されます。ですから、Cペプチドを測定することでも、そのままインスリン分泌能の評価が可能なのです。

インスリンとCペプチド

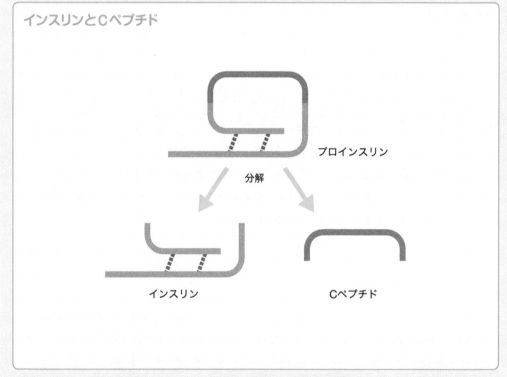

血中インスリンやCペプチドを測定したら、各種の指標（インスリン分泌指数、HOMA-R、Cペプチドインデックス、SUITインデックスなど）を計算して、インスリン療法が必要かどうかなどの治療方針を決定します。

尿検査

すでに述べた通り、糖尿病の診断はもっぱら血液検査によってなされますが、糖「尿」病というくらいですから、もともとは尿所見に異常が出てくる病気です。これらについて確認をしておきましょう。

尿糖

糖分は本来、生物にとって重要なエネルギー源ですから、健常人においては、腎臓の糸球体でろ過された後、全量が尿細管で再吸収されます。

しかし、血糖値が高い場合、再吸収しきれずに尿に漏れ出てきてしまいます。これが糖尿病における尿糖の正体です。個人差はあるものの、一般的には血糖値が160〜180mg/dLを超えてくると尿糖が出てくるとされています。

尿糖それ自体は、糖尿病以外の疾患（腎性糖尿や甲状腺機能亢進症など）でも陽性になることがあります。

また、糖尿病に対して用いるSGLT2阻害薬（詳しくはp.49を参照してください）は、尿糖の排泄を促進することで血糖を改善しようとする薬剤なので、必然的に尿糖が陽性になります。この場合、血糖の管理が悪いということを意味しませんので注意が必要です。

尿蛋白

蛋白質も、生物にとっては重要な栄養素ですから、健常人においては、尿中に漏れ出てくることがありません。しかし、糖尿病などによって腎臓が障害を受けると、尿蛋白が陽性となります。尿蛋白が1日あたり0.5g以上出ている場合、糖尿病による腎障害の進行が疑われます。

尿中微量アルブミン

　尿蛋白は、糖尿病による腎障害をよく反映しますが、尿蛋白が陽性になったときには、すでに腎障害がかなり進んでしまった状態であるという問題点がありました。

　そこで、より早期の段階での腎障害を発見するための指標として利用されるのが、尿中微量アルブミンです。アルブミンは蛋白質の一種ですが、分子量が小さいため、腎障害の早期の段階で漏れ出てくるのです。1日あたり尿中に30mg以上出ていると、糖尿病による早期の腎障害が疑われます。

尿中ケトン体

　糖尿病の病態では、エネルギーとしてグルコースを十分に利用できないため、代わりに脂肪を利用しようとします。ケトン体は、脂肪をエネルギー源に用いたときにできる燃えカスのようなものです。通常は、筋肉や腎臓で再利用されますが、増えすぎた場合には尿中に排泄されます。

　つまり、尿中ケトン体をみれば、間接的にインスリンの働きが十分かどうかの指標になります。

尿中Cペプチド

　Cペプチドは、インスリンと同じ割合で血液中に放出された後、体内で利用されずに尿中に排泄されます。すなわち、尿中のCペプチド量を調べることでも、体内のインスリン分泌量を知ることができます。

　具体的には、24時間蓄尿を行い、1日あたりのCペプチド排泄量を測定します。一般的に、尿中Cペプチド20μg/日以下の場合、インスリン療法が必要とされています。

第 **3** 章

糖尿病の治療

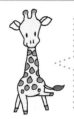

3.1 食事療法

生活習慣の改善は、糖尿病治療の大基本です。薬物療法ばかりに頼っているようでは糖尿病患者の未来は明るくありません。行動変容を促すナースケアの重要性はとても大きいものです。

食事療法の考え方

人間は、生きているだけでエネルギーを消費しており、この消費エネルギーを**基礎代謝**と呼びます。基礎代謝は、比較的若年であれば、男性で1500kcal/日、女性で1200kcal/日に及びます。

仮にまったく運動をしないと仮定をしても、これだけ大きなエネルギーの消費があるのですから、「摂取するエネルギーを適切に制限しさえすれば、必ず糖尿病（や肥満）は改善するはず」なのです。

よく患者さんの中には、「運動で良くしたい」と言う人がいますが、毎日一定の時間を確保して運動習慣を確立するのは、なかなか実現しないことも多いです。これに対して、食事は気をつけさえすれば、すぐに実行可能なものです。

治療を行う患者さんに対しては、是非「食事療法が一番手軽にできて、かつ効果も大きい（医療費の節約にもなる）」ということをよく指導し、理解してもらうように心がけましょう。

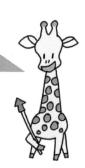

エネルギー摂取量

　食事療法は、まず、自分にとって必要なエネルギー摂取量を計算することからスタートします。計算式は以下のようになります。

エネルギー摂取量＝標準体重×身体活動量
        ↓   ↓
        ①   ②

①標準体重（kg）＝身長（m）×身長（m）×22

②身体活動量（kcal/kg標準体重）の目安

弱い労作	ほぼ座位で過ごす	20〜25kcal
軽い労作	デスクワーク、家事など	25〜30kcal
普通の労作	立ち仕事が多い	30〜35kcal
重い労作	力仕事が多い仕事	35kcal以上

 例

・身長160cm
・デスクワーク中心→身体活動量（kcal/kg標準体重）：25kcal
　エネルギー摂取量＝（1.6×1.6×22）×25＝1408kcal

　　　　　　　　　　　　　　　　　約1400kcal

　実践的には、「25kcal/kg標準体重で計算し、肥満傾向の人ならエネルギー摂取量が消費エネルギー量を下回るように端数を切り下げた値を採用する」という考え方で概ね大丈夫です。

食品交換表

毎日の食事量とカロリー計算、またその中でのバランスなどを考えるのは少し大変ですが、その助けになるように、日本糖尿病学会から食品交換表が作成されています。

表	食品の分類	食品の種類
表1	炭水化物を多く含む食品（I群）	穀物 いも 炭水化物の多い野菜と種実 豆（大豆を除く）
表2		くだもの
表3	たんぱく質を多く含む食品（II群）	魚介 大豆とその製品 卵、チーズ 肉
表4		牛乳と乳製品（チーズを除く）
表5	脂質を多く含む食品（III群）	油脂 脂質の多い種実 多指性食品
表6	ビタミン、ミネラルを多く含む食品（IV群）	野菜（炭水化物の多い一部の野菜を除く） 海藻 きのこ こんにゃく
	調味料	みそ、みりん、砂糖など

日本糖尿病学会編・著：糖尿病食事療法のための食品交換表　第7版, p.12-13, 日本糖尿病協会・文光堂, 2013. より転載

この食品交換表は、近い成分をもつ食品同士で分類されており、同じ分類の中で「交換」してバランスを保ちやすい工夫がされています。また、80kcalを1単位として、一般的に把握しやすい重量（グラム）で構成されていることもポイントです。

次のページで具体的にやってみましょう。

例

身長170cm　デスクワーク中心

エネルギー摂取量＝（1.7×1.7×22）×25＝1590kcal → 約1600kcal

1600kcalは、1600÷80＝20単位となります。そこで、この20単位に対して、食品交換表を用いて、食材を振り分けていきます。

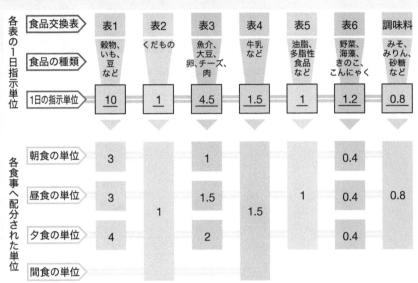

日本糖尿病学会編・著：糖尿病食事療法のための食品交換表　第7版, p.29, 日本糖尿病協会・文光堂, 2013. より転載

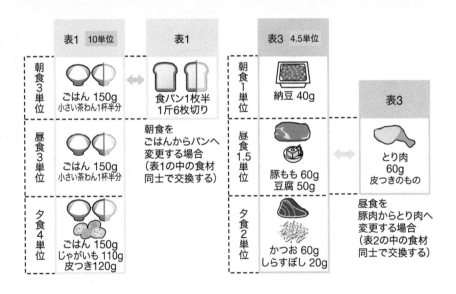

こうして基本的な献立のパターンを理解することができます。

食品交換表と、それを活用した実際の献立例や応用例に関する書籍は、全国の書店などで容易に入手可能です。

手ばかり栄養法

　外食のときなど、食品交換表を活用するのが必ずしも現実的でないこともあります。そのような場合にも、簡易的な目安として活用できるのが、この手ばかり栄養法です。

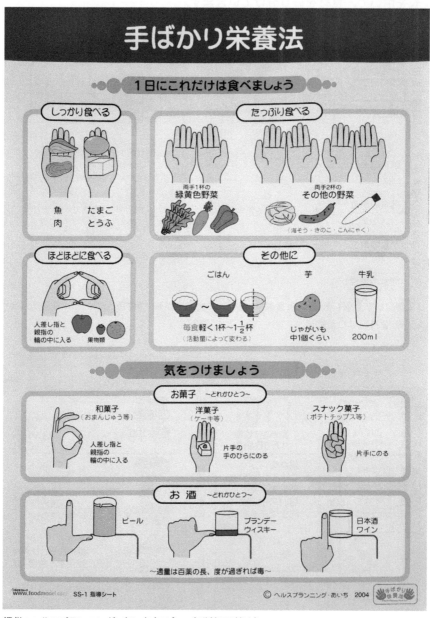

提供：ヘルスプランニング・あいち（コピー・無断転写禁止）

カーボカウント

❋ カーボカウントとは

　カーボカウントは、比較的新しいスタイルの食事療法です。

　炭水化物は、栄養素の中でも血糖値を急激に上昇させやすいので、糖尿病患者においては、炭水化物をどのように摂取するかが大きな問題になります。そこで、食事中の炭水化物量を把握して、食後の血糖値を調整する手法が考え出されました。「carbohydrates（カーボハイドレート。英語で炭水化物の意味）」に由来して、この食事療法を「カーボカウント」と呼びます。

　カーボカウントでは、食事に含まれる炭水化物の量を「カーボ」という単位に換算します。日本においては、一般的に炭水化物10gを1カーボとカウントします。

　米国では1カーボ＝15gと設定しているのですが、日本では食品交換表における1単位が80kcalであり、ちょうど炭水化物20gに相当することから、1カーボ＝10gとなっています。1単位＝2カーボとなり、計算しやすいのです。

　150gの米飯は6カーボ、また日本人の平均的な食事では、副食は2カーボ程度です。ですから、米飯150gと主菜・副菜の組み合わせの食事であれば、計8カーボ分の食事となるのが概ねのイメージです。

注意

　カーボカウントは炭水化物に注目した栄養指導法なので、炭水化物ばかりに気をとられやすいという注意点があります。蛋白質や脂質など、その他の栄養バランスにもきちんと気を配るべきです。

　カーボカウントは、食品交換表に基づく食事療法の基本を変えるものではありません。まずは通常の食事療法をしっかりと行ったうえで、オプションとして必要に応じてカーボカウントに進む形が提唱されています。

また、カーボカウントには、「基礎カーボカウント」と「応用カーボカウント」の2つの段階があります。

基礎カーボカウント

　基礎カーボカウントとは、毎食の炭水化物量をなるべく一定にし、血糖値の乱降下を防ぐ方法です。1日の摂取エネルギーのうち50〜60%を炭水化物で摂るように調整します。

　基礎カーボカウントは、すべての糖尿病患者が適応であり、食品に含まれる栄養素と食後血糖値の関係を把握し、炭水化物を規則正しく摂取するためのトレーニングに相当します。

応用カーボカウント

　応用カーボカウントはインスリン療法中の糖尿病患者が適応となります。

　基礎カーボカウントと異なり、炭水化物の量を毎回一定にする必要はありません。その代わりに、食べる炭水化物の量と、食前に測定した血糖値に合わせて、インスリンの投与量を調整する方法です。

　応用カーボカウントにおいては、「**インスリン/カーボ比**」という指標が重要です。

　これは、1カーボの炭水化物に対して、必要な超速効型インスリン（または速効型インスリン）の量のことで、以下のように計算します。

　超速効型インスリンを使用している場合
　1日の総インスリン量（Total Daily Dose of insulin：TDD）÷50*
　＊速効型インスリンの場合は、÷45とします。

　たとえば、1日に必要な総インスリン量が50単位だとすると、50÷50＝1なので、インスリン/カーボ比は1です。

　すなわち、その患者さんにとって、1カーボ＝炭水化物10gに対して、（超）速効型インスリン1単位が見合っているということになります。これがインスリン投与量の目安の1つになります。さらなる詳しい調節は、インスリン療法（p.55）を参照してください。

食事療法に関する注意点

一般的な食事療法に関する注意点をみておきましょう。

❋ 規則正しい食生活

　一般的には1日3食の規則正しい食生活がすすめられています。ただし、糖尿病治療においてとにかく大事なのはエネルギー摂取量を守ることです。「3食ありき」で、カロリー過剰となってしまっては元も子もありません。

　もちろん、不規則なまとめ食いやドカ食いなどは避けるべきですが、患者さんのライフスタイルにあわせた範囲内で規則正しい食生活を指導しましょう。

❋ 外食を避け、野菜・蛋白質中心の食事

　一般的に、外食や出来合いのお弁当などは、炭水化物や脂質の割合が多く、エネルギー摂取過剰となりやすいです。他にも、塩分使用量も多い傾向がありますので、生活習慣病の改善という点で有利ではありません。

　また、果物、アルコール類、菓子類、ジュースなどは血糖値を急激に上昇させやすく、摂取を控えめにするべきです。すると自動的に、推奨されるのは野菜や蛋白質が中心の食生活ということになります。

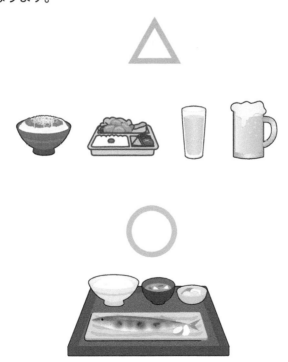

✳ よく噛む

　よく噛んで食事をすると、脳内の満腹中枢が刺激されて満足感が得られ、過剰な食事摂取を避けることが可能になります。

　食物繊維の多い食材を先に食べ、次に蛋白質、最後に炭水化物（主食）という順に摂ると、各種ホルモン（インクレチンやインスリン）の分泌や効果が高まり、食後の高血糖を抑制する効果があります。

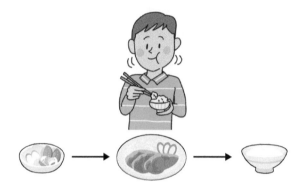

✳ 直感的にわかりやすい指導

　ここまで述べてきたことをひっくり返してしまうようですが、糖尿病の患者さんは、治療コンプライアンスが不良であることも多く、食品交換表などを用いた栄養指導はいまいち効果が薄いことも多いです。

　背景ではきちんと理論を裏付けたうえで、たとえば「今の食事内容を、すべて半分にしてください！（なお、半分を意識しても、結局甘えて7割くらいになります）」というくらい大胆に、シンプルで体育会系的な指導をしてみると、響いたりすることもあります。

> 治療は対話でもありますから、患者さん個別の反応をみながら、臨機応変に指導内容を調整しましょう。

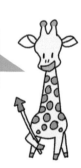

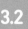

3.2 運動療法

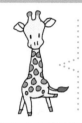

運動療法は、食事療法と並んで、糖尿病における非薬物的治療の代表選手です。

運動療法の考え方

運動によって、筋肉内でエネルギーを利用するためにグルコースを消費しますから、当然、血糖は下がります。また、運動を持続すると、筋肉における糖輸送蛋白体が増加して、インスリン抵抗性も改善し、さらなる血糖の改善につながります。

ただし、食事療法の項で述べた通り、運動療法で成果を出すのは、案外難しいものです。

人間の身体は燃費良くできているもので、たとえば、30分間ジョギングした場合の、消費カロリーは約240kcalであり、これはおにぎり1.5個分程度にしかなりません。

また、体脂肪は、潜在的に1kgあたり7200kcalものエネルギーを蓄えています。ですから、肥満のある人が「運動でやせる」というのは、一般的に認識されているよりもかなり大変であるというイメージをもっておきましょう。

一方で、運動には、カロリーを消費して血糖を下げる以外にも様々な効用があるというメリットもあります。脂質代謝の改善や血圧降下作用、抗動脈硬化作用や心肺機能のアップなど、メタボリックシンドローム病態に対して、全般的に好影響をもたらすのです。もちろん、精神面でもQOLの改善が期待されます。

ですから、適切な食事療法と組み合わせることによって、効率の良い非薬物的治療を実現するという姿勢が大切になります。

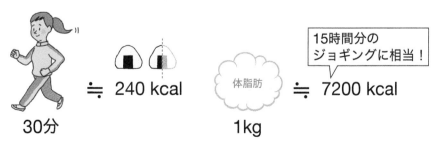

15時間分の
ジョギングに相当！

30分 ≒ 240 kcal　　体脂肪 1kg ≒ 7200 kcal

運動療法の実際

✴ 運動の強度

運動の強度は、運動中の酸素摂取量・心拍数・自覚的運動強度（Borg指数）などで表されます。

一般的に運動療法としてすすめられるのは「中程度」の運動になりますが、よく使われる心拍数を指標にすると、安静時の心拍数から最大心拍数に至るまでの50～70％程度であるものを指します。

目標心拍数を算出するには、以下の「Karvonenの式」が使われます。

[（220－年齢（歳））－安静時心拍数(/分)]×運動強度（%）＋安静時心拍数(/分)

たとえば、50歳の人で安静時心拍数が72回/分の人が、中等度の運動（運動強度50％）をしたい場合、[（220－50）－72]×0.5＋72＝121回/分となり、これを運動時の目標心拍数とします。

ただし、実臨床上は、このような仮想的な計算のみに基づいて運動強度を決定するのは、不正確で危険を伴う場合があります。あくまで、個々人の状態に合わせて調節することが肝要です。

実践的には、「少しきつさを自覚する程度」「汗はかくが、人と話しながら続けられる程度」と患者さんに指導するのがわかりやすいでしょう。

✳ 運動の目標

　運動の到達目標としては、頻度はできれば毎日、少なくとも週に3〜5回程度が推奨されています。また、運動の内容は、「**有酸素運動**」を20〜60分行うのが標準的です。

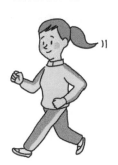

　一方で、近年は「**レジスタンス運動**」の有用性も注目されています。レジスタンス運動とは、筋肉に抵抗（レジスタンス）をかける動作を繰り返し行う運動のことで、たとえば、スクワットや腕立て伏せ・ダンベル体操などを指します。

　レジスタンス運動は、一般的には週に2〜3回、主要な筋肉群を含んだ8〜10種類のレジスタンス運動を10〜15回繰り返す（＝1セット）ことから開始し、徐々に強度やセット数を増していきます。

　レジスタンス運動は、有酸素運動と組み合わせてもいいですし、有酸素運動の持続が難しい患者さんでは選択肢の1つとなるでしょう。

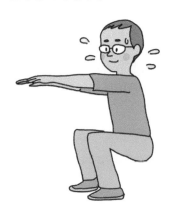

運動療法の注意点

　基本的に、糖尿病患者に対して運動療法は積極的にすすめられるものですが、合併症のある場合などは、一定の注意が必要です。以下のような点に配慮しましょう。

運動療法中における注意

- インスリン療法中や経口血糖降下薬内服中などは、運動中および運動当日〜翌日にかけて低血糖を起こす可能性がある。
- インスリン療法中、運動前の血糖値が100mg/dL未満なら吸収のよい炭水化物を1〜2単位（80〜160kcal）摂取するのが望ましい。
- 運動量は、日常生活の中で段階的に増やしていく。また、準備運動、整理運動を忘れず行う。
- 両足をよく観察し、足にあった足底全体へのクッションのある靴を用いる。運動に適した服装を心がける。
- 暑いとき、寒いときの体温調整に注意し、水分摂取も適切に行う。

運動療法を慎重に行うべき場合

- 血糖コントロールが悪いとき、特に尿中ケトン体陽性のとき
- 心血管疾患のある場合やそのリスクが高い場合
- 増殖性網膜症による新鮮な眼底出血がある
- 高度の糖尿病性自律神経障害
- 腎不全の状態
- 急性感染症や糖尿病性壊疽
- 骨・関節疾患がある場合

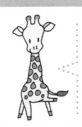

3.3 薬物療法

糖尿病の治療で使用される薬物は、大きく分けて経口薬と注射薬に分類されます。治療薬の開発は日進月歩ですが、代表的なものを見ていきましょう。

経口血糖降下薬

糖尿病に対する経口薬は、「経口血糖降下薬（Oral antihyperglycemic Agents：OHA）」と総称されます。

経口血糖降下薬は、もっぱら2型糖尿病に対して用いられます。一部の例外を除き、原則的にインスリン分泌能のない1型糖尿病には使いません。

薬によって、作用する臓器は様々です。

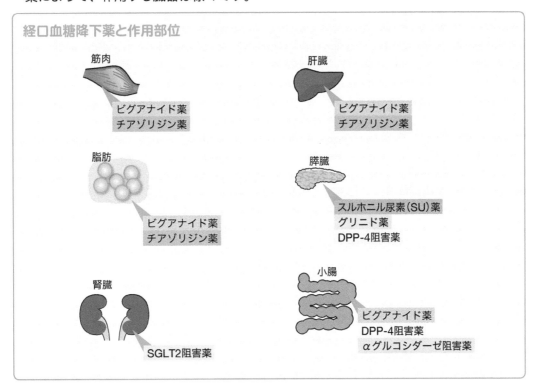

経口血糖降下薬と作用部位

筋肉
ビグアナイド薬
チアゾリジン薬

肝臓
ビグアナイド薬
チアゾリジン薬

脂肪
ビグアナイド薬
チアゾリジン薬

膵臓
スルホニル尿素（SU）薬
グリニド薬
DPP-4阻害薬

腎臓
SGLT2阻害薬

小腸
ビグアナイド薬
DPP-4阻害薬
αグルコシダーゼ阻害薬

経口血糖降下薬の種類と作用の一覧は以下の通りです。

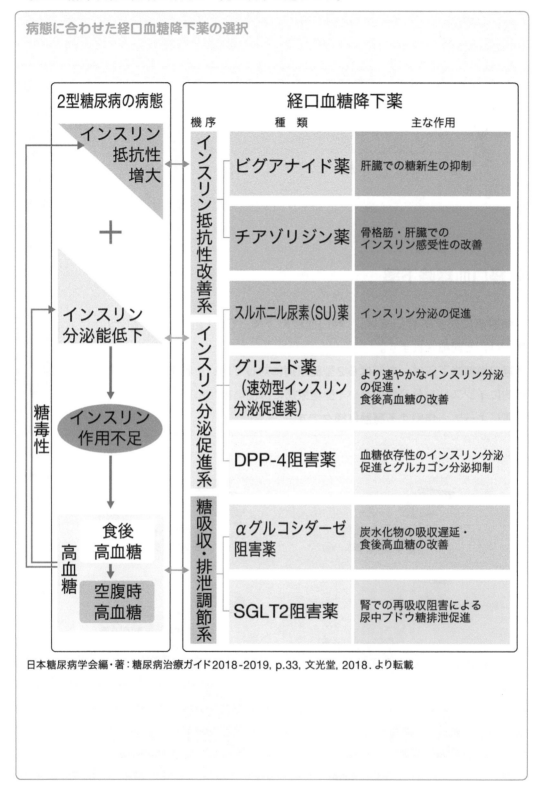

病態に合わせた経口血糖降下薬の選択

日本糖尿病学会編・著：糖尿病治療ガイド2018-2019, p.33, 文光堂, 2018. より転載

　各々の薬剤について、目にする頻度が高いもの順に、簡単にポイントを見ていきましょう。

✳ ビグアナイド薬

　肝臓に作用して糖新生を抑制するほか、インスリン抵抗性の改善など様々な膵外作用を発揮します。エビデンスも非常に豊富で、肥満傾向のある2型糖尿病患者では第一選択薬に位置づけられています。

注　意

　乳酸アシドーシスという重篤な副作用があるため、高齢者に対する新規使用は避けられることが多いです。造影剤との併用も禁忌となっています。

ビグアナイド薬の作用機序

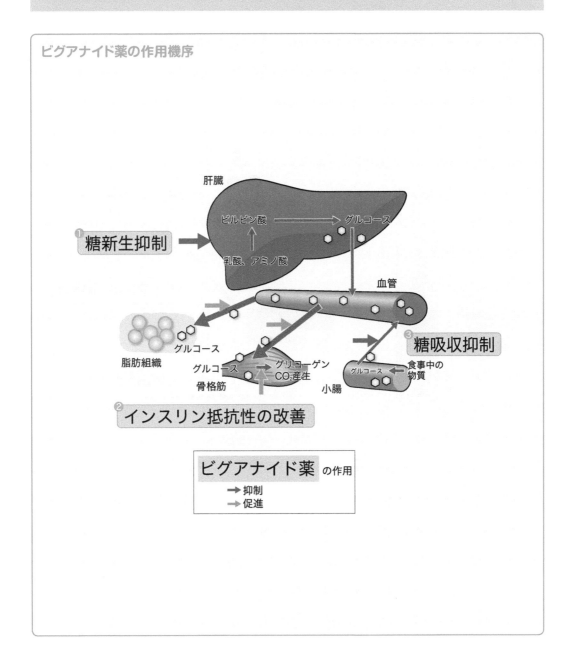

❈ DPP-4阻害薬

体内には、インスリンを分泌させる**インクレチン**というホルモンが存在します。このインクレチンは、通常、DPP-4という酵素によって速やかに分解されてしまうのですが、これを阻害するのがDPP-4阻害薬です。投薬によりインクレチンの作用が持続するため、血糖が改善します。

インクレチンは高血糖時にしか働かないため、DPP-4阻害薬は原則的に低血糖を起こしません（SU薬と併用する場合には起こりうるので注意が必要です）。効果が大きい一方、副作用も少ないため、ビグアナイド薬と並んで頻用されます。

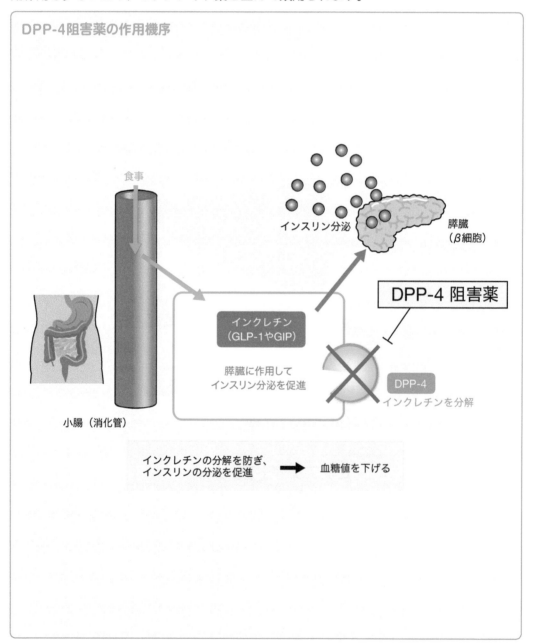

DPP-4阻害薬の作用機序

食事

インスリン分泌

膵臓
（β細胞）

DPP-4 阻害薬

インクレチン
（GLP-1やGIP）

膵臓に作用して
インスリン分泌を促進

DPP-4
インクレチンを分解

小腸（消化管）

インクレチンの分解を防ぎ、
インスリンの分泌を促進　→　血糖値を下げる

✳ SGLT2阻害薬

　SGLTは、sodium glucose transporterの略で、体内でグルコースやナトリウムといった栄養分を細胞内に取り込むための輸送体です。SGLTの種類はいろいろありますが、そのうちのSGLT2は、腎臓の近位尿細管に限局して発現しています。

　この働きを阻害するのがSGLT2阻害薬で、腎臓でのグルコースの再吸収を抑え、過剰な糖を尿中に排泄することで血糖を改善させます。SGLT2阻害薬は、様々な臨床試験で糖尿病患者の臓器予後を改善させることが証明され、その重要性が高くなってきています。また、一部の薬剤で、1型糖尿病に使用される場合があります。

　尿中へのグルコース排泄を促進するわけなので、必ず尿糖が陽性になります。SGLT2服用中の患者では、尿糖陽性は、血糖管理が悪いことを意味しませんので注意しましょう。他には、尿路・性器感染症の頻度増大などが懸念されます。

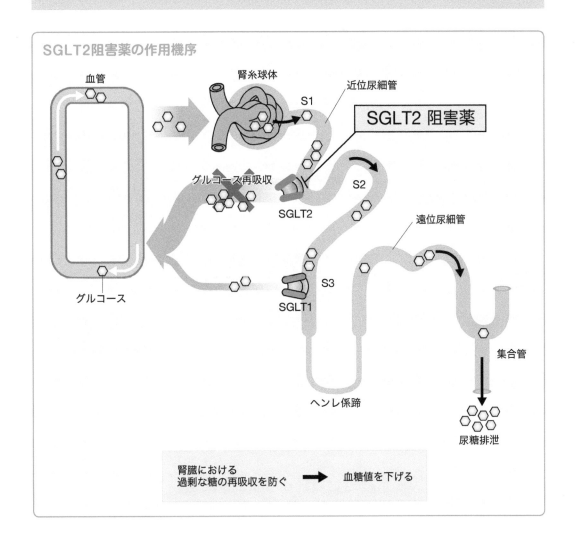

SGLT2阻害薬の作用機序

✤ チアゾリジン薬

　チアゾリジン薬は、PPARγという核内の蛋白質に作用し、脂肪細胞の分化促進、末梢組織（筋肉・肝臓・脂肪）での糖取り込みの促進、肝臓での糖新生を抑制するなどの作用を通じて、血糖値を低下させます。

　効果も強く、登場したときは革命的な薬として、インスリン抵抗性を有する肥満傾向の２型糖尿病によく用いられてきました。ただし、浮腫や心不全の増悪、体重増加、膀胱癌のリスク上昇の可能性などの注意事項が明らかになり、DPP-4阻害薬の登場などもあって使用頻度はやや下がっています。

チアゾリジン薬の作用機序

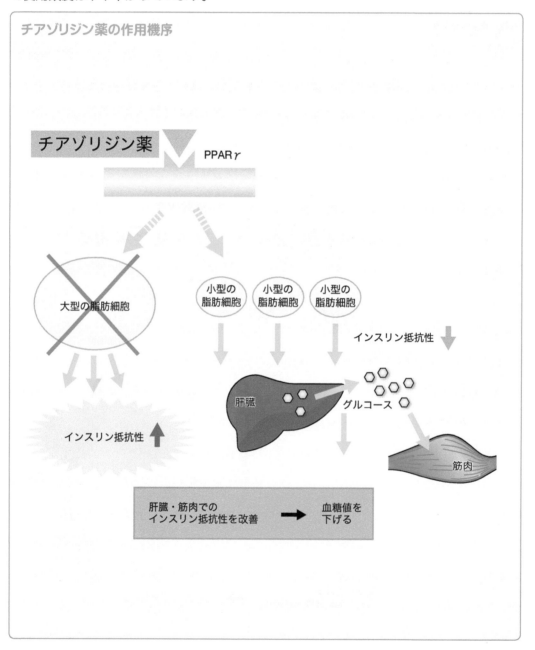

✿ α グルコシダーゼ阻害薬

　α グルコシダーゼは、小腸内で多糖類を分解し、吸収を助ける酵素です。この作用を阻害し、糖の吸収を遅らせることによって、血糖を改善するのが α グルコシダーゼ阻害薬です。その作用機序から、特に食後に高血糖を示すパターンによく用いられます。

　α グルコシダーゼ阻害薬は、きちんとした効果を得るために食前に服用しなければなりません。また、分解されなかった糖類が大腸に到達して腸内細菌がガスを発生させるため、腹部膨満・放屁・下痢などの副作用がしばしばあらわれます。こうした事情もあって、患者さんから敬遠される傾向もあります。「実は全然飲んでいなくて、薬が大量に余っている」ということがよくあるので、服薬コンプライアンスをしっかり確認しましょう。

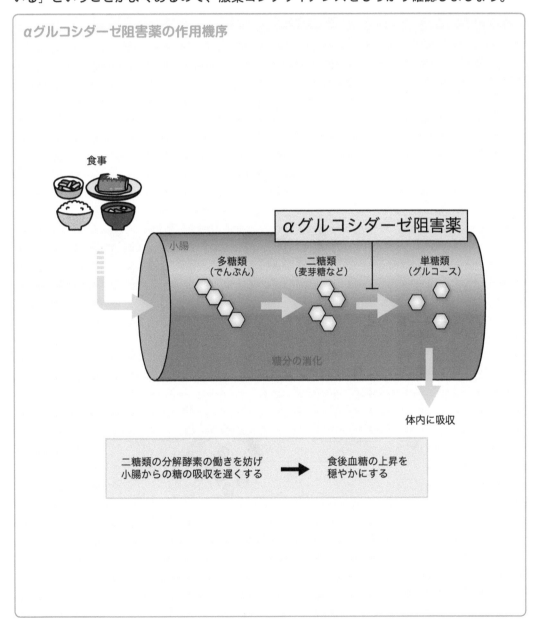

αグルコシダーゼ阻害薬の作用機序

食事

小腸

αグルコシダーゼ阻害薬

多糖類
（でんぷん）

二糖類
（麦芽糖など）

単糖類
（グルコース）

糖分の消化

体内に吸収

二糖類の分解酵素の働きを妨げ
小腸からの糖の吸収を遅くする　➡　食後血糖の上昇を
穏やかにする

✴ SU薬（スルホニル尿素薬）

SU薬は、最も古典的な糖尿病治療薬の1つです。膵臓に作用して、インスリン分泌を促進し、血糖降下作用を発揮します。

確実に血糖を下げる力をもつ反面、副作用として低血糖を引き起こす危険性が圧倒的に高いという特徴があります。経口血糖降下薬による重篤な低血糖発作は、ほとんどのケースでSU薬が原因といっても過言ではありません。

体重増加、二次無効例（長期にわたって使用した結果、膵臓の機能が低下し、SU薬の効果がなくなる）などの問題もあります。

比較的安全に使える新しい薬剤が多く登場してきた結果、糖尿病治療におけるSU薬の優先度はかなり下位に位置づけられるようになりました。

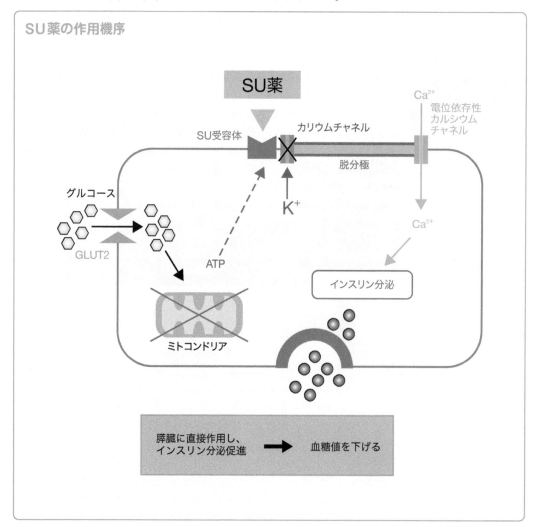

SU薬の作用機序

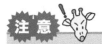 グリニド系薬

グリニド系薬は、SU薬と少し似ていて、膵臓の受容体に作用して、インスリン分泌を促進します。しかし、SU薬に比べて早く効いて、早く効果が消失するということが特徴的です。ですから、「速効型インスリン分泌促進薬」と呼ばれることもあります（「速効型インスリン」とは別物なので注意しましょう）。イメージ的には、SU薬がインスリン基礎分泌の促進、グリニド系薬がインスリン追加分泌の促進と考えておくといいでしょう。

注 意

グリニド系薬は、そのインスリン追加分泌を食後の血糖上昇に対応させるため、食直前に服用する必要があります。食中や食後に内服すると、吸収が遅延し、効果が遅れて出てくる結果、次の食事の前に低血糖を起こしてしまう可能性があります。

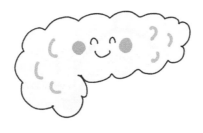

GLP-1受容体作動薬

　糖尿病治療の注射薬といえば、インスリンが代表的ですが、もう1つ、GLP-1受容体作動薬というものがあります。

　GLP-1受容体作動薬は、DPP-4阻害薬の親戚のような薬です。DPP-4阻害薬の項（p.48）で、インクレチンというインスリン分泌を促進するホルモンがあることを解説しました。GLP-1は、そのインクレチンの代表物質なのです。

　つまり、DPP-4阻害薬は間接的にインクレチンを増やす作用であったわけですが、GLP-1受容体作動薬はインクレチンそのものを身体に投与するという発想に基づいた薬剤なのです。直接的な作用となるので、DPP-4阻害薬よりも効果は強力とされています。

　またインクレチンには食欲抑制などの効果もあるため、GLP-1受容体作動薬には抗肥満作用も期待できます。よって、肥満が高度な2型糖尿病患者には良い適応となります。

　現在は、週1回の投与で済む製剤も登場してきており、使用頻度は高まってきています。

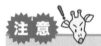

注 意

　GLP-1受容体作動薬は注射薬ではありますが、インスリン分泌促進剤であり、インスリン製剤の代替にはなりません。あくまでインスリン分泌能が保たれている患者さんに使われるものです。間違って理解している患者さんも多いので、使用前にきちんと違いを理解してもらうようにしましょう。

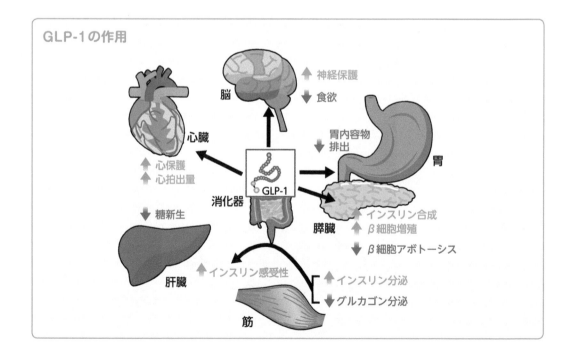

GLP-1の作用

インスリン療法

「糖尿病では、インスリンが不足しているからインスリンを注射で投与する」・・・基本的な考え方はシンプルですが、インスリン療法は実は奥が深いものです。

医師の注射処方の意図を理解し、第4章で解説する血糖パターンマネジメントが正しくできるようになるためにも、基本をしっかりと学んでおきましょう。

✳ インスリン療法の適応

インスリンを投与すれば必ず血糖を下げることができますが、どんな患者さんに対してもインスリン療法をすればいいということにはなりません。

インスリン療法には、絶対的適応と相対的適応があります。インスリン分泌能が枯渇してしまっている場合や、医学的に重症な状態で厳密な血糖管理が必要なときにはインスリンを用いるというイメージをもっておくといいでしょう。

絶対的適応

- インスリン依存状態
- 高血糖性の昏睡（糖尿病性ケトアシドーシス、高浸透圧高血糖症候群、乳酸アシドーシス）
- 重症の肝機能障害、腎機能障害の合併
- 重症感染症、外傷、中等度以上の外科手術（全身麻酔施行例）
- 糖尿病合併妊娠
- 静脈栄養時の血糖コントロール

相対的適応

- インスリン非依存状態でも著明な高血糖（たとえば、空腹時血糖値250mg/dL以上、随時血糖値350mg/dL以上）を認める場合
- 経口薬療法では良好な血糖コントロールが得られない場合
- やせ型で栄養状態が低下している場合
- ステロイド治療時に高血糖を認める場合
- 糖毒性＊を積極的に解除する場合

＊糖毒性：高血糖が長期間続くことそれ自体により、細胞中の様々な蛋白質が変質しインスリン分泌低下やインスリン抵抗性が生じること。

✴ インスリン製剤の種類

インスリン製剤は作用発現時間や作用持続時間によって超速効型、速効型、中間型、持効型、混合型に分類されます。

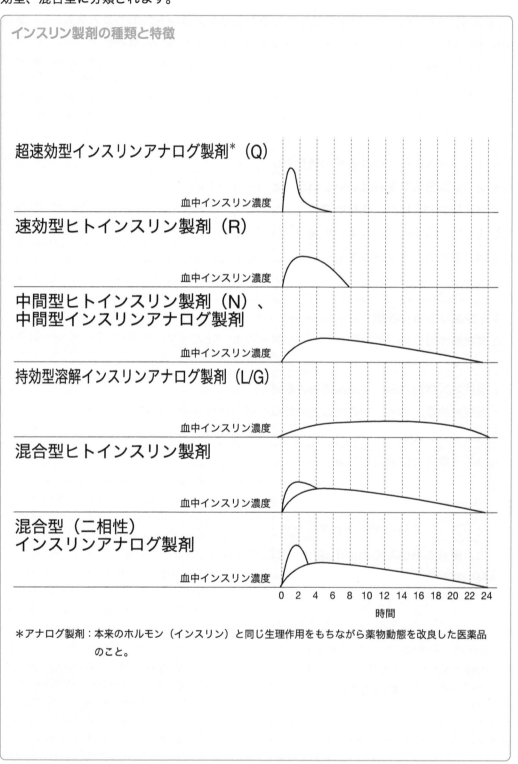

インスリン製剤の種類と特徴

超速効型インスリンアナログ製剤*（Q）

血中インスリン濃度

速効型ヒトインスリン製剤（R）

血中インスリン濃度

中間型ヒトインスリン製剤（N）、
中間型インスリンアナログ製剤

血中インスリン濃度

持効型溶解インスリンアナログ製剤（L/G）

血中インスリン濃度

混合型ヒトインスリン製剤

血中インスリン濃度

混合型（二相性）
インスリンアナログ製剤

血中インスリン濃度

0 2 4 6 8 10 12 14 16 18 20 22 24
時間

＊アナログ製剤：本来のホルモン（インスリン）と同じ生理作用をもちながら薬物動態を改良した医薬品のこと。

超速効型

皮下注射後の作用発現が15分以内と非常に早く、最大作用時間が2時間と短いのが特徴です。食事直前に投与し、インスリンの追加分泌の補充に適しています。

英語のquickから「Q」と略式記載されることがあります。

速効型

構造的に内因性インスリンとほぼ同一のものです。かつては、食事30分前に打つという使い方がされていましたが、超速効型インスリンが開発されてからは、こうした形での使用頻度は低下しています。

一方、コストが安く、長年の使用経験に基づいて安全性や使い方も確立されていますので、点滴内に混注するケースでは、もっぱらこの速効型が用いられます。

英語のregularから「R」と略式記載されることがあります。

中間型

構造を修飾することでインスリンの吸収時間を延長した製剤です。インスリンの基礎分泌の補充をするための製剤として、かつては主流でした。しかし、後述のより優れた持効型製剤の登場により、中間型インスリンの使用頻度は下がっています。

英語のneutralから「N」と略式記載されることがあります。

持効型

インスリンの血中濃度が、大きなピークなしに、なだらかに24時間（以上）持続する製剤です。1日1回の皮下注射投与で良く、従来の中間型インスリンよりも低血糖を起こす頻度が低いため、現在はインスリン基礎分泌補充の主役となっています。

英語のlongから「L」と略式記載されることがあります。また、最初に発売された持効型インスリンの名称（insulin glargine：インスリン・グラルギン）に準じて、慣用的に「G」と表記されることもあります。

混合型

超速効型（または速効型）インスリンと、中間型インスリンを、一定の割合であらかじめ混合したインスリン製剤です。インスリンの基礎分泌、追加分泌の補充を同時に行えるようになっています。

効果の発現の仕方は、超速効型（または速効型）インスリン製剤と中間型インスリン製剤を組み合わせたような形になります。

✳ インスリン製剤のデバイス

　インスリンは、医師や看護師など医療スタッフが投与する場合は、バイアルから専用シリンジで吸引し、通常の針で皮下注射を行います。

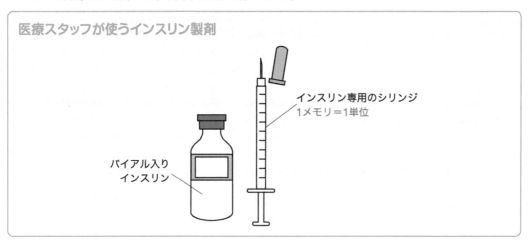

医療スタッフが使うインスリン製剤

バイアル入り
インスリン

インスリン専用のシリンジ
1メモリ＝1単位

　一方で、インスリン療法は自己注射も非常に大きな割合を占めてきます。安全に、そしてなるべく苦痛なくインスリン自己注射を行えるように、様々なデバイスと極細の専用針が開発されています。

　デバイスの中では、当初は薬品部分だけを交換するカートリッジ型が多かったですが、現在は、ペン型のキットが主流となっています。あらかじめインスリン製剤がペン型の注入器にセットされており（プレフィルド）、完全使い捨てタイプなので汚染のリスクが低くなっています。デザインも、簡単な操作で注入ができるような工夫が施されています。

　製薬会社ごとに様々な製品名称がつけられており（フレックスタッチ®、フレックスペン®、ミリオペン®、ソロスター®など）、混乱しやすいですが、基本的なしくみは変わりありません。徐々に慣れていけばいいでしょう。

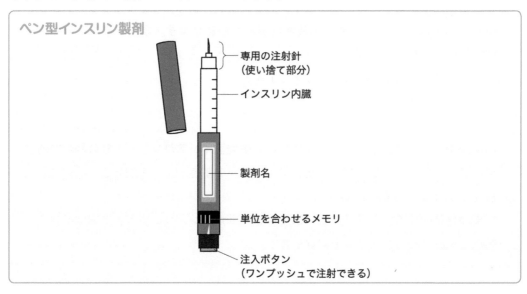

ペン型インスリン製剤

専用の注射針
（使い捨て部分）

インスリン内臓

製剤名

単位を合わせるメモリ

注入ボタン
（ワンプッシュで注射できる）

❋ インスリン療法の基本

　生理的なインスリンは基礎分泌と追加分泌からなります（p.6参照）。これをもとにして考えると、様々なインスリン投与法を理解することができます。

強化インスリン療法

　生理的分泌を典型的に模倣するには、「毎食時に超速効型インスリン、1日1回持効型インスリンを投与する（昔なら、速効型インスリン＋中間型インスリン）」というやり方が考えられます。これを「強化インスリン療法」と呼びます。

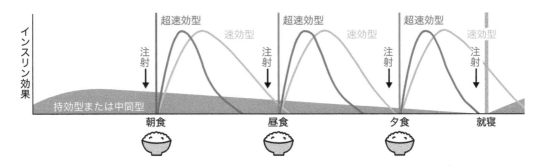

　強化インスリン療法は、インスリン分泌能が枯渇している患者さんや、一時的にでも強力な血糖管理を行いたいときに採用される最も強力なインスリン療法です。

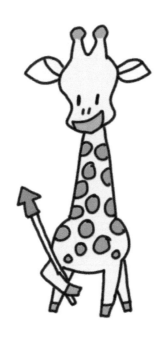

その他の投与法

　強化インスリン療法は最も生理的分泌に近い形を実現できますが、すべての患者さんに適応となるわけではありません。

　たとえば、ある程度インスリン基礎分泌が保たれていて、空腹時血糖は正常で、食後高血糖が目立つような患者さんに対しては、超速効型インスリンだけを毎食時に投与する形が考えられます。

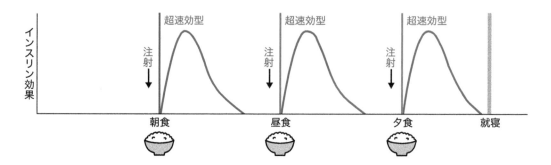

　高齢の患者さんで、注射手技に困難があり、なるべくインスリン投与回数を減らしたいという場合には、混合型インスリンの出番です。朝夕食時に投与することで、やや不完全ながらも、それなりに生理的分泌に近い形を期待することができます。

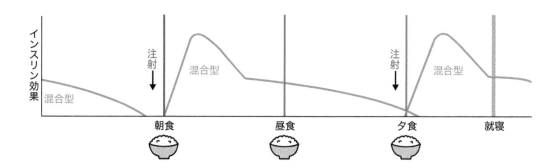

　もちろん、昼食時に超速効型インスリン投与を1回追加することもできます。

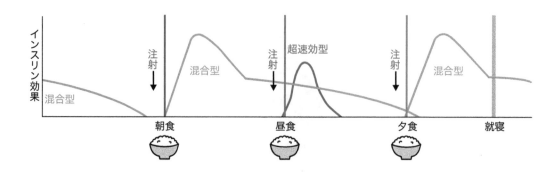

❄ BOT

　持効型インスリンは、経口血糖降下薬と組み合わせて使用することもできます。もちろん、ある程度インスリン分泌能が保たれている患者さんが対象となります。

　たとえば、「1日1回持効型インスリン投与＋DPP-4阻害薬」といった処方が考えられます（経口血糖降下薬は複数種類でもかまいません）。持効型インスリンの存在によって、血糖値のベースラインを下げようという戦略です。こうした治療法をBOT（Basal supported Oral Therapy）と呼びます。

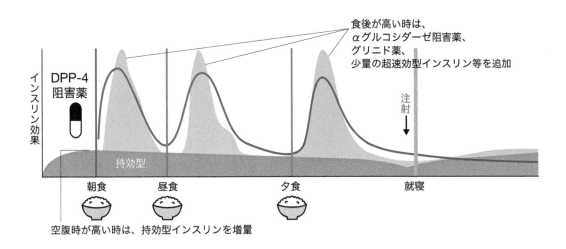

食後が高い時は、
αグルコシダーゼ阻害薬、
グリニド薬、
少量の超速効型インスリン等を追加

空腹時が高い時は、持効型インスリンを増量

　BOTは、たとえば、「経口血糖降下薬の治療だけでは、管理が厳しくなってきた」というようなときに、初めての人でもインスリン療法を導入しやすい方法として、しばしば提案されます。

✽ インスリン調整の考え方

　インスリン投与量を調整する考え方には、大きく分けてアルゴリズム法とスライディングスケール法があります。

アルゴリズム法

　アルゴリズム法は、「現在の血糖値は過去の治療の反映であり、現在の介入は未来の血糖値へ反映する」という考え方に基づいています。具体的な調整には、責任インスリン・代償的変更・予期的変更が挙げられます。

責任インスリン

　責任インスリンとは、端的にいえば「1つ前に投与したインスリン」のことです。よく考えてみれば、ある時点に得られた血糖値は、「今から投与するインスリン」ではなく、「1つ前に投与したインスリン」の効果を反映しているわけです。

　ですから、過去数日にわたる血糖値の推移と、投与してきたインスリン量から判断すれば、責任インスリンを調整することによって、未来の血糖調整が可能になります。これは、「前向きアルゴリズム」とも呼ばれます。

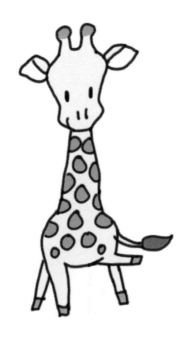

具体例でみてみましょう。

例

朝食時（朝食直前）	超速効型インスリン 10単位
昼食時（昼食直前）	超速効型インスリン 10単位
夕食時（夕食直前）	超速効型インスリン 10単位
眠前	持効型インスリン　16単位

上記のようにインスリンを打っている強化インスリン療法中の患者さんの、数日間の血糖値が以下のようだったとします。

	一昨日	昨日	本日	明日
朝食前	120	122	118	?
昼食前	169	184	176	?
夕食前	75	68	70	?
眠前血	114	121	109	?

　これをみると、過去3日間の推移からは、昼食前の血糖値が高めで、夕食前の血糖値が低めであることが読み取れます。すると、以下のことがわかるでしょう。

● 昼食前の血糖値が高いのは、朝食時に投与しているインスリン（＝昼食前血糖値の責任インスリン）が不十分である。

● 夕食前の血糖値が低いのは、昼食時に投与しているインスリン（＝夕食前血糖値の責任インスリン）が過量である。

　すると、明日以降のインスリン投与メニューは以下のように調整することができます。

朝食時（朝食直前）	超速効型インスリン 12単位　←増量
昼食時（昼食直前）	超速効型インスリン　8単位　←減量
夕食時（夕食直前）	超速効型インスリン 10単位
眠前	持効型インスリン　16単位

※一般的には、インスリンは2〜4単位程度の範囲で調整を行います。

代償的変更

　いつもと異なる高い血糖値や、低い血糖値を修正するために、インスリンを適宜増減する調整方法です。

　この方法では、「**インスリン効果値（インスリン感度係数）**」を目安にする場合があります。超速効型インスリンの場合は「1800ルール」を使用します。

1800*÷1日の総インスリン量
＝超速効型インスリン1単位で下がる血糖値（mg/dL）
＊速効型インスリンの場合は「1500ルール」といって、1800の代わりに1500とします。

　これをもとに、ベースで設定されているインスリン投与量を微調整するのです。

　1日の総インスリン量が40単位の患者さんの場合、1800÷40＝45となり、超速効型インスリン1単位で45mg/dL血糖値を下げられます。

　食前の血糖値が目標血糖値よりも50mg/dL以上高いなら、超速効型インスリンを1単位追加すると丁度よくなります。逆に血糖値が低いなら、1単位減量して、後の低血糖を予防します。

予期的変更

　摂取する食事量（主に炭水化物量）の変化が予想される場合に、事前にインスリン投与量を調節する方法です。ここでは、応用カーボカウントにおける「インスリン/カーボ比」の考え方（p.38参照）が活用されます。

超速効型インスリンを使用している場合
1日の総インスリン量÷50*
＝超速効型インスリン1単位に対応する炭水化物量（カーボ）
＊速効型インスリンの場合は、÷45とします。

　ないしは、「500ルール」を使用してもかまいません。炭水化物量をカーボで求めるかグラムで求めるかが違うだけで、本質的には同じことです。

500*÷1日の総インスリン量
＝超速効型インスリン1単位に対応する炭水化物量（g）
＊速効型インスリンの場合は「450ルール」といって、500の代わりに450とします。

　1日の総インスリン量が50単位の場合、インスリン/カーボ比は50÷50＝1（または、500ルールで500÷50＝10）ですから、1カーボ（炭水化物10g）に対して、超速効型インスリン1単位が見合っていることになります。

　これを利用して、たとえば、「炭水化物の摂取量がいつもより2カーボ（20g）多い見込みなのであれば、あらかじめ2単位増量して投与する」といったようにインスリン投与量を調節することが可能になります。

　なお、これらの計算で求められる値はあくまでも目安であり、個人差もあります。したがって実際には、治療経過の中で医療スタッフと患者さんで振り返りを行い、常に微調整をしていくことが必要です。

スライディングスケール法

　スライディングスケール法は、測定した血糖値に応じて、投与するインスリン量を調節して変更する方法です。以下のように、投与量をあらかじめ段階的に決めておく形で医師から指示が出されるのが一般的です。

スライディングスケール指示の例

血糖値	投与量
〜70mg/dL	低血糖処置
71〜100mg/dL	0単位
101〜150mg/dL	0単位
151〜200mg/dL	2単位
201〜250mg/dL	4単位
251〜300mg/dL	6単位

　スライディングスケール法は、「実際の血糖が高かったらインスリンを多く投与し、低かったら少なく投与する」という、直感的には自然な考え方です。

　しかし、よく考えてみると「後出しジャンケン」のような形になっていることは否めません。つまり、本来の優れた血糖推移は「高血糖や低血糖がそもそもみられない」ものであるわけです。悪い血糖値を確認してから、後追いでインスリン投与量を決定するスライディングスケール法は、決して理想的な血糖管理ではないのです。

　ただし、入院患者さんなどで、絶食中であったり食事摂取量が不安定であったりする場合などは、責任インスリン量の決定が難しくなります。そのようなときは、スライディングスケール法の出番となるわけです。

　スライディングスケール法の適応は以下のような場合が挙げられます。血糖管理が必要ですが、状態が不安定であるため固定的にインスリン量を決められないときに、「一時的な措置」として行うものというイメージをもっておきましょう。

スライディングスケール法の適応
- シックデイ、糖尿病性ケトアシドーシスなどの急性代謝障害
- 敗血症、心筋梗塞、脳卒中などの重症疾患
- 手術前後
- 中心静脈栄養管理中
- ステロイド治療や化学療法中

第 **4** 章

糖尿病の管理

4.1 血糖パターンマネジメント

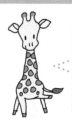

糖尿病のケアをしていく中で、血糖の変動とは常に向き合っていかなければなりません。血糖変動のパターンとそれに応じた治療内容の調節は、ナースもよく理解しておくことが必要です。

血糖パターンマネジメントとは

「血糖パターンマネジメント」の由来は、米国糖尿病教育者協会（AADE：American Association of Diabetes Educators）の「糖尿病療養指導のためのコアカリキュラム」に、以下のように概念づけられたのが始まりです。

> 現在のすべての治療を含んだ血糖コントロール管理の包括的な方法である。1回の測定で得られた血糖値で高い低いを判断するよりも、むしろ数日間の血糖値の記録を検討し、その傾向に基づいて糖尿病管理における治療の調整を行う。単にインスリンの調整だけでなく、食事・運動・ストレス・疾病の指標の再検討が含まれる。

これを受けて日本では、2004年より糖尿病看護認定看護師に特化された技術として、「血糖パターンマネジメント」という言葉に置き換え、カリキュラムに位置づけられました。

血糖パターンマネジメントは、かみ砕いた表現にすると、具体的には以下の内容から構成されます。

> ● 薬物調整だけでなく、食事・運動・ストレス・疾病の検討など、すべての糖尿病治療を含む、包括的な血糖コントロールを行う。
> ● 血糖自己測定（SMBG）によって収集したデータを論理的・系統的に分析する。
> ● 患者と医療従事者の両方によって行う。
> ● 1回の測定ではなく、数日間の血糖値の傾向に基づいて治療の調整をする。

こうした手法は医師のみならず、ナースも習熟していると、患者さんの便益は大きくなります。患者さんの生活背景や治療コンプライアンスは、血糖値と密接に関係しており、これらに関する綿密な指導や、他の医療従事者への情報提供が可能になるからです。

血糖パターンマネジメントの基本

血糖パターンマネジメントの基本的なお作法と、必要となる前提知識を押さえておきましょう。

✳ 血糖パターンの読み方

ある患者さんの、血糖の記録をみてみましょう。

例

	1日（金曜）	2日（土曜）	3日（日曜）	4日（月曜）
朝食前	135	141	118	128
昼食前	89	62	145	65
夕食前	131	119	198	125
眠前	199	207	252	187

血糖パターンを読み解くとき、縦・横の２つの軸で考えることが重要です。

上図の場合、「縦軸で読む」ということは、１日の中での血糖推移のパターンを読み取るということです。

すると 赤枠 に注目してみると、この患者さんの場合、日曜日とそれ以外の日で血糖パターンに違いがあることが見て取れます。日曜日だけは、昼食前の血糖値が低くなく、夜にかけての血糖値も全般的に高いような印象を受けます。

次に、「横軸で読む」ということは、数日のスパンで、同じ時間帯でどのようなパターンになっているかを読み取るということです。

青枠 に注目してみると、日曜日という例外は一部あるものの、基本的に昼の血糖値は低い傾向があるということがわかります。また、眠前の血糖値は、全般的に高い傾向があるようです。

こうした読み方をすると、おのずと患者さんの生活スタイルや、治療の調整において着目すべきポイントが見えてきます。

たとえば、この患者さんの場合、日曜日は外食することが多いため、他の曜日よりも摂取カロリーが多いのかもしれません。また、昼前の低血糖と眠前の高血糖を防ぐためには、各々の責任インスリンである朝のインスリンを減量し、夕のインスリンを増量するといった治療の調整が必要そうです。

　前の例では、定時に1日4回の血糖測定がされている想定でしたが、SMBG（血糖自己測定）の記録から読み取る場合は、そこまで厳密にはいきません。

　虫食い的なデータになってしまうこともありますが、それでも、縦・横の2軸で評価することは変わりありません。

SMBGの記録表

	朝前	後	昼前	後	夕前	後	寝前	備考
1	123		110	147				
2							83	夕食後ジョギング
3	105				132			昼食14:30

※SMBGの記録表は、手帳の紙面の問題で、院内での記録表と縦・横軸が逆になっていることが一般的です。食後の血糖が記録されることもしばしばあります。

　血糖パターンに基づいて個別のアセスメントをするときに最も重要な姿勢は、不可解なパターンをみたときに、まずは「患者さん（またはキーパーソン）自身に問いかける」ということです。

　「ここの血糖値がこのようになってしまっていますが、何か心当たりはありますか？」と聞いてみましょう。こうして患者さんの生活スタイルや、イベントの発生を知ることが、最も簡便かつ確実な手法です。皆さんの想像以上に、これで原因が明らかになるケースは多いです。面倒がらずに問診をしてください。

　もちろん、患者さんだって何日も前のことを細かくおぼえていないこともあります。SMBG記録表においては、生活状況を記録する備考欄なども用意されていますので、なるべくこういったものにも書き込んでもらって活用したいところです。

　個別のアセスメントには、ここまで述べてきたような1〜数日単位のみならず、より中長期的な血糖パターンの把握も必要です。

　これらを効率的に行うための頻出する着眼点を以下にまとめます。

1日	● 時間の過ごし方（活動性） ● 食事の内容、量、タイミング
1週間	● 平日と休日の過ごし方 ● 仕事の内容（労作の強度） ● 曜日ごとの食事のタイミング
1ヵ月	● 仕事の繁忙期、残業 ● 外食回数の増減 ● 月経周期（女性の場合。月経前の高温期は血糖上昇しやすい）
1年	● 季節（一般的に冬は活動量低下などにより血糖上昇しやすい） ● 仕事の繁忙期 ● 行事や旅行、休暇 ● 年末年始、年度末の宴会シーズン

　入院患者さんの場合は、栄養摂取の状況はもちろんですが、他の疾患の治療でどのようなことが行われているかが非常に重要になってきます。

　重症患者さんの場合は、本人とコミュニケーションが取れないこともしばしばありますし、なんといっても医学的治療によって生じる血糖の変動は、専門家にしか正しい評価ができませんから、医療スタッフの腕の見せどころとなります。

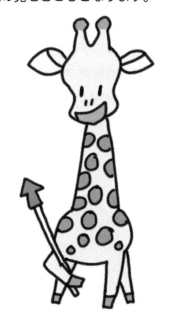

血糖を変動させる要因

　不可解な血糖の変動をみてその原因を探ろうとするとき、患者自身への問診は最も重要なアプローチです。

　一方で、いつでも良好な問診が可能とは限りません（特に、入院患者の場合）。その場合は、状況証拠から原因を探っていく必要があります。その際、よく遭遇する原因についての知識ももっていれば、より効率的に血糖パターンマネジメントが可能となるでしょう。

　そこで、血糖を変動させる代表的な要因を、以下に挙げておきます。

栄養形態	●高カロリー輸液や経管栄養が開始されると、血糖が上昇する。 ●禁食となったにもかかわらず、投薬調整が不十分で低血糖になる。 ●食事内容の変更に合わせて、血糖が変動する。
感染症	●感染およびそれによるストレスで血糖上昇しやすい。 ●逆に、感染症が治癒すると血糖が低下する。
手術	●術直後は疼痛やストレスで血糖上昇しやすい。 ●逆に、これらが軽減するとともに血糖が低下する。
薬物療法	●ステロイドが投与されると血糖が上昇する。 ●悪性腫瘍に対する化学療法とともにステロイド投与もされる場合は、一時的に血糖が上昇する。 ●逆に、化学療法の副作用で食欲が低下し、血糖が低下する。
腎機能	●腎機能が低下すると、インスリンの排泄が低下するため、血糖は低下しやすい。
血液透析	●透析日の朝食をスキップすると、血糖が低下する。 ●透析によって昼食の時間が遅くなると、夕の血糖が上昇する。 ●透析食は炭水化物が多いため、食後に血糖が上昇しやすい。

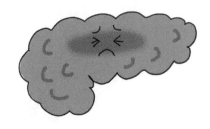

4.2 低血糖

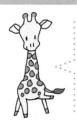

糖尿病では血糖値を下げる薬剤を使用するため、副作用として低血糖が起こる可能性がどうしてもあります。糖尿病治療における重要な急性合併症ですので、よく知っておきましょう。

低血糖とは

一般的に、血糖値が70mg/dL以下になると、人体は血糖値を上げようとします。また、血糖値が50mg/dL以下になると、中枢神経がエネルギー不足に陥ります。

このような状況では様々な特有の症状が出現し、これを「**低血糖発作**」と呼びます。まずは、低血糖症状にどのようなものがあるか、よく把握しておくことが大切です。

✤ 低血糖症状

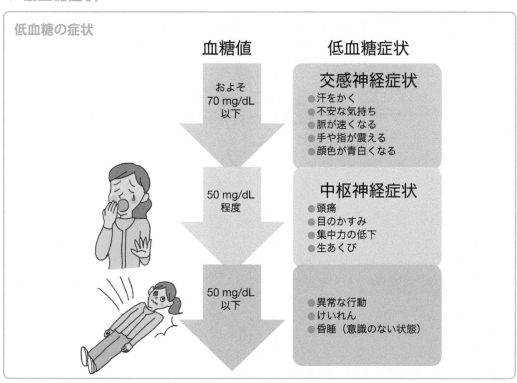

低血糖の症状

血糖値	低血糖症状
およそ 70 mg/dL 以下	**交感神経症状** ● 汗をかく ● 不安な気持ち ● 脈が速くなる ● 手や指が震える ● 顔色が青白くなる
50 mg/dL 程度	**中枢神経症状** ● 頭痛 ● 目のかすみ ● 集中力の低下 ● 生あくび
50 mg/dL 以下	● 異常な行動 ● けいれん ● 昏睡（意識のない状態）

低血糖の際には、血糖値に応じて、様々な症状があらわれます。

　血糖値がおよそ70mg/dL以下になると、「交感神経症状」があらわれます。血糖値50mg/dL程度まで低下すると、「中枢神経症状」があらわれます。血糖値が50mg/dLよりも低くなると、昏睡などの危険な状態となります。

　診察時には、頻脈・発汗・四肢冷感・意識障害といった所見があると、低血糖を疑う根拠になります。

✻ 低血糖の診断

　低血糖は以下のような基準で診断されます。

●低血糖症状の有無にかかわらず、血糖値が70mg/dLより低い場合
●血糖値が70mg/dLより高くても、低血糖症状のある場合

　血糖値が70mg/dL以下でなくても、治療などによって血糖値が急激に大きく下がったときに、低血糖症状が出現することがあります。

　逆に、普段から低血糖をよく起こす方や、高齢や自律神経障害などで自覚症状が低下している方では、明らかな症状が出ずに低血糖になることもあるので注意が必要です。これを「**無自覚性低血糖**」と呼びます。

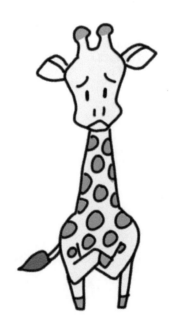

低血糖の対応

基本的に以下のようなフローチャートに従って対応を行います。

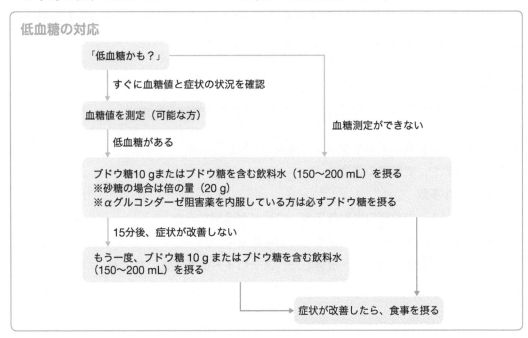

低血糖の対応

「低血糖かも？」

すぐに血糖値と症状の状況を確認

血糖値を測定（可能な方）

血糖測定ができない

低血糖がある

ブドウ糖10 gまたはブドウ糖を含む飲料水（150〜200 mL）を摂る
※砂糖の場合は倍の量（20 g）
※αグルコシダーゼ阻害薬を内服している方は必ずブドウ糖を摂る

15分後、症状が改善しない

もう一度、ブドウ糖 10 g またはブドウ糖を含む飲料水（150〜200 mL）を摂る

症状が改善したら、食事を摂る

　低血糖発作が疑われるとき、入院中であればもちろんすぐに血糖値を確認します。外来患者さんでも、SMBG（自己血糖測定）ができる方なら、血糖を記録してもらうようにします。

　そのうえで、内服が可能なら、10g相当のブドウ糖（または砂糖）を経口摂取するのが最も簡便な方法です。

　しかし、意識レベルが低下している場合などは、経口摂取が困難なこともあります。入院中であれば、50％ブドウ糖液の経静脈投与をします。外来患者さんの場合は、無理にブドウ糖を飲ませると誤嚥や窒息の原因となるので注意が必要です。周りの方には、ブドウ糖を水で溶かして、口唇と歯肉の間に塗り付ける（その後、救急要請）という手があります。また、特に低血糖を起こしやすいケースでは、家族などにグルカゴン（血糖値を上げる作用のあるホルモン薬剤）の筋肉注射の手技をおぼえてもらうこともあります。

　血糖を上げる対応を終えたら、30分後に血糖を再検するのが基本です。

　外来患者さんの場合、発作が夜間眠前であったり、次の食事までの時間が長かったりするなら、ブドウ糖内服のみならず補食（1単位80kcal程度）も摂取してもらうようにします。これは血糖降下薬が体内に残存しており、遅れてもう一度低血糖になる可能性があるためです。

低血糖に対する予防と対策

　低血糖は、「起きない・起こさない」に越したことはありません。患者さんに正しい知識をもってもらって、未然に低血糖を防ぐこと、または低血糖が起きてしまった場合にも重症化を防ぐことができるように指導するのが肝要です。

✱ 低血糖になりやすい要因

　低血糖が起こりやすいケースには以下のようなものが挙げられます。

- ●食事量（炭水化物）が少なかった、食事の時間が遅れた
- ●過剰な運動や、空腹時の運動
- ●アルコール多飲
- ●薬剤（インスリンや経口血糖降下薬）の投与が過剰だった
- ●相互作用で低血糖を起こしやすくなる薬を使っていた
- ●インスリン抵抗性や糖毒性が改善した、ステロイド薬が減量になった
- ●入浴

低血糖を経験してしまったら、上記を参考に、後から原因を確認してそれを解決すれば、今後の低血糖を予防することができます。

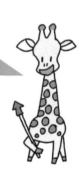

✱ 指導のポイント

医療スタッフが、低血糖予防に関して指導すべきポイントをまとめておきましょう。

落ち着いて対処する

あわてて動き回ってしまうほうが、さらなる血糖低下を引き起こすリスクがあります。低血糖発作が出ても、正しく対処すれば問題ないことを説明します。

症状出現時の自己血糖測定（SMBG）

SMBGを導入している患者さんには、どのくらいの血糖値で症状が出現するのか自覚してもらう意味でも、血糖を測定し、記録してもらうようにします。

低血糖が起こりやすいケースを知る

p.76の「低血糖になりやすい要因」は、是非、患者さん自身にも知っておいてもらいましょう。

周囲のサポートを得る

家族や同僚などには、自分が糖尿病であり、低血糖の可能性があることをあらかじめ伝えておくと、いざというときに安心です。

ブドウ糖（または砂糖）を持ち歩く

アメやチョコレートではなく、即効性のある剤形のものが望ましいです。糖分の豊富なジュースでも良いのですが、近年は低カロリーや微糖のジュースも多く、それらは役に立たないので注意が必要です。

糖尿病手帳や緊急連絡用カードを持ち歩く

旅行など、いつもとスケジュールが違う場合には、特に血糖の変動が大きくなります。出先でトラブルがあったときに、すぐに糖尿病であることと、現在の治療内容を知らせるために、手帳やカードを持参してもらうようにします。

糖尿病患者用IDカード（発行者：公益社団法人日本糖尿病協会）

わたしは糖尿病です。
I HAVE DIABETES

意識不明になったり、異常な行動が見られたら、わたしの携帯している砂糖（ブドウ糖）、またはジュースか砂糖水を飲ませてください。それでも回復しない時は、裏面の医療機関に電話して指示を受けてください。

公益社団法人 日本糖尿病協会 発行

氏名：　　　　　　　電話：
住所：
受診医療機関名：　　　主治医名：
カルテ番号：　　　　　電話：
治療内容：

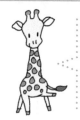

4.3 シックデイ

糖尿病の管理において、避けては通れない重要局面である「シックデイ」と、高血糖に関係する急性合併症について押さえておきましょう。

シックデイとは

日々の生活の中で、感染症などによって体調が崩れてしまう日があります。特に、糖尿病患者さんでは病原体に対する抵抗力が低下しているため、その頻度は高くなります。

これによって、発熱、腹痛・下痢、嘔気・嘔吐、食欲不振などの症状があらわれ、平素通りに食事ができないような状況を、「シックデイ」と呼びます。

シックデイにおいては、日頃の血糖管理が良好な場合でも、血糖値が上がってしまって高血糖やケトアシドーシスなどの重大な合併症が起こりやすくなります。もちろん逆に、食事摂取量の低下によって低血糖になる場合もあります。

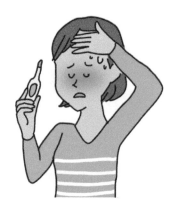
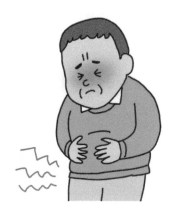

高血糖の急性合併症

✳ 糖尿病性ケトアシドーシス（DKA）

　糖尿病性ケトアシドーシスは、極度にインスリンが不足したり、コルチゾルやアドレナリンなどのインスリン拮抗ホルモンが増えたりした結果、インスリンの作用が減弱して急激に発症します。

　インスリンが不足しているので、もちろん高血糖状態になります。一方で、インスリンがなければ細胞はブドウ糖を取り込むことができず、高血糖であるにもかかわらず細胞は飢餓状態となります。すると身体は、代わりに脂肪を分解してエネルギーをつくり出そうとするのですが、このときに副産物としてつくり出されるケトン体が血液中に急速に増加します。このケトン体によって、血液が酸性に傾くので「ケトアシドーシス」と名づけられています。

　症状としては、意識障害・Kussmaul大呼吸・横紋筋融解症・脱水症（高血糖による浸透圧利尿によって起こる）・様々な電解質異常が起こります。呼気のケトン臭・アセトン臭を呈することもあります。進行すれば死に至る可能性もあります。

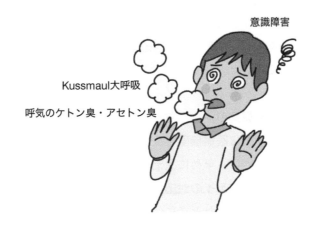

意識障害

Kussmaul大呼吸

呼気のケトン臭・アセトン臭

　糖尿病性ケトアシドーシスは、インスリンの絶対的欠乏によって引き起こされるので、ほとんどの場合、1型糖尿病でみられます。1型糖尿病患者さんが、シックデイでインスリン注射をしなかったときには、特に発症しやすくなります。

　また、清涼飲料水を多飲する2型糖尿病でもみられることがあり、「ペットボトル症候群」と呼ばれています。

❋ 高浸透圧高血糖症候群（HHS）

　高浸透圧高血糖症候群は、高浸透圧血症によって脳神経細胞が脱水をきたし、意識障害・昏睡などを呈します。やはり死亡する可能性のある、重篤な合併症です。

　高浸透圧血症になるのは、血糖値の急激な上昇、および、高血糖に伴って浸透圧利尿が生じることが主な理由です。血漿浸透圧は350mOsm/L以上まで上昇します。

　症候としては糖尿病性ケトアシドーシスに類似していますが、高浸透圧高血糖症候群の場合は、2型糖尿病において発症する頻度が高く、内因性のインスリンの分泌は保たれているという違いがあります。ですから、ケトン体は生成されず、アシドーシスも軽度にとどまります。

　高浸透圧高血糖症候群は、高齢者に多く、肺炎や尿路感染症などの感染症、嘔吐・下痢による脱水、手術などのストレス、脳梗塞や心筋梗塞など、糖尿病以外の疾患がきっかけとなり起きることがあります。

　他にも、ステロイドや利尿薬などの薬剤、クッシング症候群やバセドウ病などのホルモン異常がきっかけとなることもあります。

❋ DKA・HHSの治療と予防

　DKAとHHSは、病態は若干異なりますが、治療の基本は共通しています。

　十分な補液（脱水の解除）、電解質の補正、インスリンの適切な投与、さらにはそもそもの原因を取り除くことです。

　高血糖の急性合併症は、糖尿病の治療を怠ったときなどに起こりやすいものです。ですから、発症を防ぐには、定期的に医療機関を受診して治療を正しく継続することが何よりも肝心です。体調の変化があれば、早めに主治医と相談するように心がけてもらいます。合併症のリスクが高くなるシックデイの対応は、きちんと学んでもらいましょう。

　また、意識障害や昏睡状態に陥ったときには自分で対応できなくなるので、周囲の人に糖尿病の治療中であることを知ってもらうことも大切です。

シックデイルール

　シックデイのときの、家庭での対応の基本を「シックデイルール」と呼びます。

　まずは、次の対応を行います。

- 安静と保温につとめ、主治医やかかりつけ医療機関に連絡をする。
- 十分に水分を摂り（1.5〜2L/日。高齢者では100mL/時程度）、お粥やうどんなどで炭水化物を摂る。
- 可能であれば、こまめに自己血糖測定をする。あわせて、体温・脈拍・血圧・体重なども記録することが望ましい。
- 経口血糖降下薬を使用している場合は、調整が必要な場合があり、指示を仰ぐ。
- インスリンを使っている場合は、決して自己判断でインスリンを中断しない。指示に基づいて調整を行う。

糖尿病患者は、高血糖による浸透圧利尿によって脱水になりやすく、発熱がある場合は不感蒸泄も増大しているため、十分な水分摂取が推奨されます。高齢者では脱水の自覚症状が乏しいことも多いため、症状がなくても100mL/時程度の飲水を指導します。

ただし、水分摂取において、スポーツドリンクには注意が必要です。多くのスポーツドリンクには糖分が含まれているため、高血糖が助長される可能性があるからです。お茶を併用したり、経口補水液を活用したりすると良いでしょう。

食事は、お粥やうどんなど消化吸収の良いものを中心にします。また、少量でも平素の指示カロリーに近い摂取ができる、栄養価の高い食品を選ぶこともポイントです。

また、特にインスリン療法中の患者さんは、食事が摂れなくなっても自己判断でインスリン注射を中断してはいけません。シックデイの状態では、日頃はインスリンを使用する必要のない血糖管理良好な方でも、重篤な状態になることがあります。逆に、食事ができずに低血糖になる可能性もあり、いずれにせよ血糖値の確認が大切です。

インスリンは、食事摂取ができなくても、通常の半量は摂取が必要です。そのうえで、基礎分泌に相当する持効型インスリンはあまり動かさず、食前血糖値や食事量に応じて追加インスリンの注射量を調節するのが一般的な考え方になります。

1. 食事摂取が平常どおり可能な場合*

- 基礎インスリンは平常どおり
- 追加インスリンを必要に応じて増量
    血糖：240mg/dL以上→10〜20%増量
    　　　400mg/dL以上→20〜30%増量
    尿中ケトン体：中等度（＋＋）以上陽性→さらに10%増量

2. 悪心・嘔吐、食欲不振などで食事摂取が減少している場合＊

● 基礎インスリン
　血糖：80mg/dL以下の場合→20～50％減量
　血糖値の低下が認められなければ平常どおり
● 追加インスリンを必要に応じて増減
　血糖：50mg/dL未満→注射しない
　　　　80mg/dL未満→50％減量
　　　　240mg/dL以上→10～20％増量
　　　　400mg/dL以上→20～30％増量
　尿中ケトン体：中等度（＋＋）以上陽性→さらに10％増量

　上記にシックデイのインスリン調整法の一例をあげましたが、インスリンの調整は使用している製剤や、糖尿病の型（1型or2型）によっても異なってきます。

　また、経口血糖降下薬は、インスリン分泌促進薬に関しては食事量に応じて減量調整が必要なことが多く、インスリン抵抗性改善薬も各種の合併症のリスクに鑑みて休薬されることが多いです。ただし、DPP-4阻害薬は継続しても問題ありません。

　こうした薬剤調整は、患者さんの自己判断だけではしばしば困難ですので、ひとまず主治医やかかりつけ医療機関に連絡をして指示を仰ぐことが肝心です。

　症状が強い場合には、連絡をもらったうえですぐに受診してもらい、ときに緊急入院を検討することが必要です。

　特に、下記のような状況に当てはまる場合は、その必要性が高いので要注意です。

● 嘔吐・下痢が激しく続き、半日以上にわたって改善しない。
● 24時間にわたって食事がほとんど摂れない。
● 38度以上の高熱が2日以上続く。
● いつもと比べて血糖値が異常に高い。または、血糖値350mg/dL以上が続く。
● 反応が鈍いなど、意識の状態に変化がある。
● 短期間で体重減少がみられる。
● 尿中ケトン体が強陽性または血中ケトン体高値のとき。
● シックデイの原因となった疾患自体の入院治療が必要なとき。

〈文献〉

＊American Diabetes Association：Medical management of type 1 diabetes. 5th edition, 2008.

第 **5** 章

糖尿病の合併症

糖尿病性神経障害

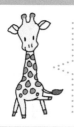

神経障害は糖尿病において最も早期に出現しやすく、頻度も高い合併症です。

糖尿病性神経障害とは

　神経には中枢神経と末梢神経がありますが、糖尿病で障害を受けるのは主に末梢神経です。

　高血糖が持続すると、神経細胞の中にソルビトールが蓄積したり（ポリオール代謝異常）、神経を栄養する細小血管の血流障害が起きたりして、神経細胞がダメージを受けると考えられています。

　末梢神経には感覚神経、運動神経、自律神経があります。糖尿病においては、これらの神経系いずれもが障害される可能性があり、それに応じて以下のような様々な症状があらわれます。

糖尿病性神経障害の分類

多発性神経障害 （感覚・運動神経の障害）	しびれ、冷感、神経痛、感覚麻痺、こむらがえりなど
自律神経障害	発汗異常、立ちくらみ、便秘、下痢、胆のう収縮能低下、尿意を感じない、インポテンツなど
単一性神経障害	顔面神経・外眼筋・聴神経の麻痺、四肢の神経障害など

糖尿病性神経障害の症状

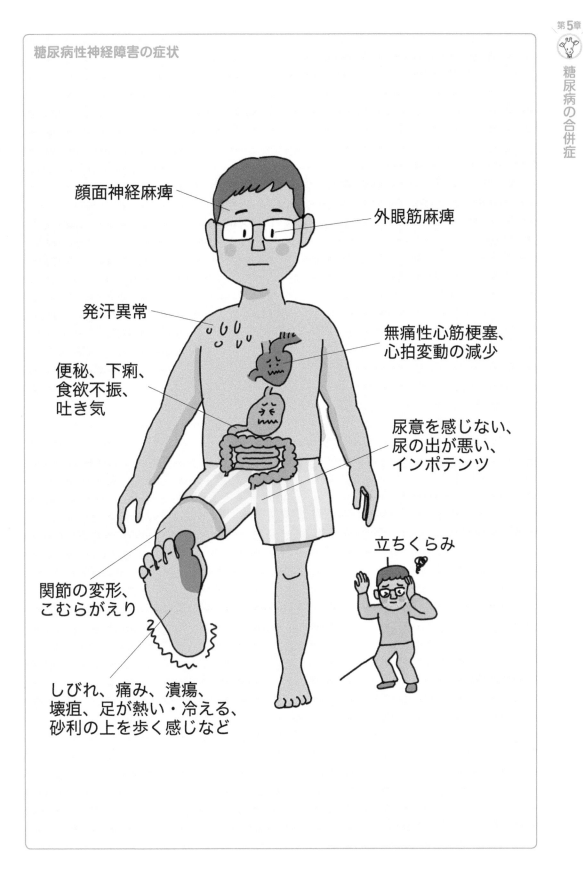

顔面神経麻痺

外眼筋麻痺

発汗異常

無痛性心筋梗塞、
心拍変動の減少

便秘、下痢、
食欲不振、
吐き気

尿意を感じない、
尿の出が悪い、
インポテンツ

立ちくらみ

関節の変形、
こむらがえり

しびれ、痛み、潰瘍、
壊疽、足が熱い・冷える、
砂利の上を歩く感じなど

糖尿病性神経障害の検査

　ベッドサイドでできる簡便な検査としては、「振動覚検査」と「アキレス腱反射」があります。

振動覚検査

　音叉を叩いた後すぐに四肢末端の内果（くるぶし）などに押し当て、振動を感じなくなったら「はい」と合図させ、その秒数を記録します。参考正常値は「10秒以上」とされています。

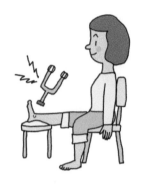

アキレス腱反射

　ハンマーでアキレス腱を叩打し、反射の度合いを観察します。糖尿病では末梢神経障害により、アキレス腱反射が低下または消失します。

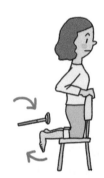

　専門的な検査法としては、「末梢神経伝導速度」と「呼吸心拍変動係数」が挙げられます。

末梢神経伝導速度

　腕の正中神経などを電極で刺激し、その伝導速度を計測します。低下を認めれば、自覚症状が出ていなくても神経障害が始まっていると判断することができます。

呼吸心拍変動係数

　安静時と深呼吸時の心電図を比較して、自律神経の働きを調べる検査です。正常な人では、深呼吸をしたときに脈拍の変動が大きくなるのですが、糖尿病で自律神経障害があると、変動が低下します。

糖尿病性神経障害の治療

糖尿病性神経障害の治療の基本は、血糖管理を良好に保つことです。特に初期の段階では、血糖を正常化するだけで、諸症状が改善することもしばしばあります。

薬物療法としては、神経障害の原因物質とされるソルビトールの産生を抑えるアルドース還元酵素阻害薬があります。

他にも、消化管障害には整腸薬、疼痛やしびれに対しては鎮痛薬といった対症療法が行われます。

なお、特に長期にわたって高血糖状態が持続していた患者に治療を行ったときに、一時的に痛みが悪化することがあり、「**治療後神経障害**」と呼ばれます。詳しい原因はまだわかっていませんが、治療の途中で一時的に症状が悪化することがあるということを理解し、悪くなったように感じるからといって自己判断で治療を中止することなく、治療を続けてもらうように患者さんに説明をすることが肝要です。

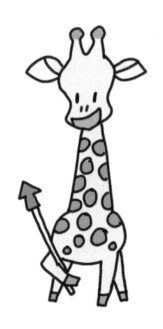

糖尿病網膜症

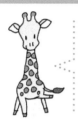

糖尿病は、様々な重大な合併症を引き起こします。これらの知識をしっかり押さえておきましょう。

糖尿病網膜症とは

　慢性的な高血糖状態は、全身の血管にダメージを与えます。具体的には、血管壁に糖が付着すると、血管壁中の蛋白質と様々な化学反応を起こし、活性酸素や炎症細胞の浸潤を引き起こします。最終的に血小板による血栓が形成され、血管の狭窄や閉塞が起こるのです。いろいろ小難しいようですが、血管を水道管と見立てて、そこに普通の水を流し続けた場合と、濃い砂糖水を流し続けた場合で、「どちらのほうが管の劣化が早そうか？」と想像してみれば、直感的に理解できると思います。

　眼の奥の網膜には、栄養するための細かい血管が張り巡らされています。糖尿病による血管障害によって血液の流れが悪くなると、網膜は変性し、出血・白斑・網膜浮腫など様々な変化があらわれ、最終的には視力障害や失明に至ります。

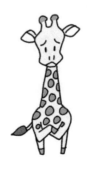

糖尿病網膜症は、その進展状況により以下の病期に分類されています。

糖尿病網膜症の分類（Davis分類）

	正常	単純網膜症	増殖前網膜症	増殖網膜症
時期	―	数年～10年	10年以上	晩期
主な所見	なし	毛細血管瘤 点状出血・斑状出血・線状出血 硬性白斑 網膜浮腫	軟性白斑 静脈異常 網膜内細小血管異常	硝子体出血 増殖膜 網膜剥離
自覚症状	なし	なし	ほぼなし （黄斑浮腫が出ると視力低下することがある）	視力の低下・失明
眼底検査で見える網膜の状態				
毛細血管の状態		血液の漏れ	血管閉塞	新生血管

糖尿病網膜症の治療と対策

☀ 一般的な対応

まず、糖尿病と診断されたら、定期的に眼科で診察を受けることが重要です。

定期診察は、正常〜単純網膜症の場合は年1回、単純網膜症の中期以降は3〜6ヵ月に1回、増殖前網膜症以降は1〜2ヵ月に1回程度であるのが一般的です。

注意

　よく問診をしてみると、患者さんが眼科の診察に行っていないことが判明するというのはよくあるので、注意しましょう。

また、発症時期が特定しにくい2型糖尿病では、糖尿病の診断が確定して治療を始める前、3ヵ月後、6ヵ月後に眼底検査を行います。

糖尿病の治療が開始されて急激に血糖がコントロールされると、糖尿病網膜症が一時的に悪化する場合があることが報告されており、その意味でも事前評価は欠かせません。血糖の改善も、HbA1cの改善度が1ヵ月あたり0.5〜1%を超えないようにすることが推奨されています。

☀ 病期別の治療

正常または単純網膜症に対しては、基本的に血糖コントロールの維持につとめます。また、高血圧など、他のリスク因子もあわせて治療することが進展を抑制することができます。

増殖前網膜症や増殖網膜症に対しては、眼科的な治療が必要になります。失明を防ぐため、**光凝固療法**が行われます。また、硝子体出血や網膜剥離に対しては、**硝子体手術**が行われます。

運動（運動療法）は、軽度の単純網膜症までは特に制限はありません。ただし、点状出血・黄斑浮腫がみられる場合や、増殖前網膜症の場合は、血圧の変動が少ない軽い運動にとどめるようにします。

増殖網膜症では、積極的な運動は中止し、眼科的治療を受けてから再開します。

そのほか、力んだり、頭を強く振るような運動は、眼底出血・硝子体出血を引き起こすことがあるので避けるように指導しましょう。

5.3 糖尿病性腎症

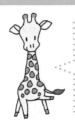

ここまで解説してきた神経障害・網膜症・腎症は、糖尿病の「三大合併症」と呼ばれます。これらは、紹介してきた順（神経→眼→腎）に出現するのが一般的で、頭文字をとって「しめじ」という語呂合わせでおぼえておくといいでしょう。

糖尿病性腎症とは

　腎臓は、「毛細血管のかたまり」のような臓器です。糖尿病は、全身の血管にダメージを与えますから、当然、腎臓にも障害が及びます。特に、尿をこし出すための糸球体の構造が破壊されると、尿蛋白が出たり、最終的には腎不全に至ったりします。

　現在、末期腎不全のため透析を受けることになったすべての患者の原因疾患のうち、糖尿病は半分近くにのぼり、最多の割合を占めています。

　糖尿病性腎症の場合、急に尿が出なくなるのではなく、段階を経て病気が進行します。末期腎不全に至るには10〜15年かかるとされています。

　透析療法にかかる社会的コストの低減という観点からも、できるだけ早期に腎症を発見し、適切な治療をすることが重要です。

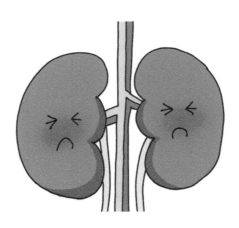

糖尿病性腎症の分類

✴ 糖尿病性腎症病期分類

日本糖尿病学会から、糖尿病性腎症の病期分類が発表されています。

尿中の蛋白またはアルブミン値、腎機能に基づいて、5つの病期に分類されます*。

病期	尿蛋白値（g/gCr） あるいは 尿アルブミン値（mg/gCr）	腎機能GFR（eGFR） （mL/分/1.73m²）
第1期 （腎症前期）	正常 （30未満）	30以上
第2期 （早期腎症期）	微量アルブミン尿 （30〜299）	30以上
第3期 （顕性腎症期）	顕性アルブミン尿（300以上） あるいは 持続性蛋白尿（0.5以上）	30以上
第4期 （腎不全期）	問わない	30未満
第5期 （透析療法期）	透析療法中	

　第1期および第2期では自覚症状はほとんどなく、尿検査をしないと診断できません。第3期以降は、むくみ・息切れ・胸苦感・食思不振・嘔気嘔吐・易労感・こむらがえりなどの症状があらわれてきます。

　この病期分類において重要なことは、第2期までは可逆性があるということです。すなわち、適切な治療によって微量アルブミン尿は消失しうるのです。逆に、第3期以降では、進行を遅らせることはできても、元の良い状態に戻すことはできません。ですから、第2期の段階までで糖尿病性腎症を見つける必要があるといえます。

〈文献〉
───────────────────────────────────
*糖尿病性腎症合同委員会：糖尿病性腎症病期分類2014の策定（糖尿病性腎症病期分類改訂）について. 糖尿病 57（7）：p.529-534, 2014.

❋ CKD重症度分類との関係

腎臓病の病期分類として、日本腎臓学会から、CKD重症度分類というものも発表されています。

近年は、糖尿病性腎症についても、糖尿病という観点からだけでなく、他の腎疾患とあわせて慢性腎臓病（CKD）という視点から一元的に捉える考え方が普及してきています。

本書では、CKDに関して、別途1つの章（第6章）を設けました。CKD重症度分類と、糖尿病性腎症の病期分類との関係性を含め、そちらで詳しく説明を行いましたので参照してください。

❋ 糖尿病性腎臓病（DKD）

病期分類で示したように、典型的な糖尿病性腎症は、まず顕性アルブミン尿の出現を経てから、次に腎機能（GFR）が低下するという過程をたどります。

しかし、実は、顕性アルブミン尿を伴わないままGFRが低下する症例もあることが知られています。糖尿病患者は、加齢や高血圧、脂質異常症なども背景にした動脈硬化性変化などを背景にもっていることも多く、これらの関与が推定されています。

顕性アルブミン尿を経て腎不全に至る「糖尿病性腎症（DN：Diabetic Nephropathy）」に対して、上記のような非典型的な経過をきたすケースも含めて、糖尿病における腎臓病を包括した概念として「糖尿病性腎臓病（DKD：Diabetic Kidney Disease）」という用語が使われることがあります。

以下のようなDN, DKD, CKDの概念関係を押さえておくといいでしょう。

DN, DKD, CKDの概念関係

CKD with diabetes（糖尿病合併CKD）

DKD：Diabetic kidney disease
（糖尿病性腎臓病）

DN：
Diabetic nephropathy
（糖尿病性腎症）

DKDは典型的な糖尿病性腎症に加え、顕性アルブミン尿を伴わないままGFRが低下する非典型的な糖尿病関連腎疾患を含む概念である。さらに糖尿病合併CKDは、糖尿病と直接関連しない腎疾患（IgA腎症、PKDなど）患者が糖尿病を合併した場合を含む、より広い概念である（糖尿病性腎症、DKD、糖尿病合併CKDは現時点で厳密に鑑別することは必ずしも容易ではなく、境界は破線で示した）。
日本腎臓学会編：エビデンスに基づくCKD診療ガイドライン2018, p.104, 東京医学社, 2018. より転載

糖尿病性腎症の治療

　第6章でCKDに対する治療として詳説しますが、本項でも簡単に述べます。

　第2期および第3期では厳格な血糖管理を行います。治療は、食事・運動療法が基本ですが、もちろん投薬も行われます。

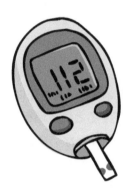

　第4期になると低蛋白食にする必要があります。また腎機能の低下に応じて、透析療法導入の準備をします。

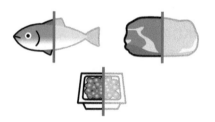

　他にも、糖尿病患者は高血圧・脂質異常症・高尿酸血症などの生活習慣病を合併していることも多いので、これらに対しても治療を行う必要があります。

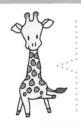

5.4 動脈硬化

神経障害・網膜症・腎症は、細小血管が障害されることによって生じます。一方で、糖尿病は大血管にもダメージを与えます。

動脈硬化とは

　動脈硬化は、動脈の内側に様々な物質が沈着することによって、肥厚し、プラークができる病態を指します。

　動脈硬化が進行すると、血流が低下したり、プラークがはがれて血管に詰まり、重大な臓器障害を起こしたりします。重要な合併症としては、脳梗塞などの脳卒中、狭心症および心筋梗塞、閉塞性動脈硬化症および足壊疽などが挙げられます。

動脈硬化の合併症

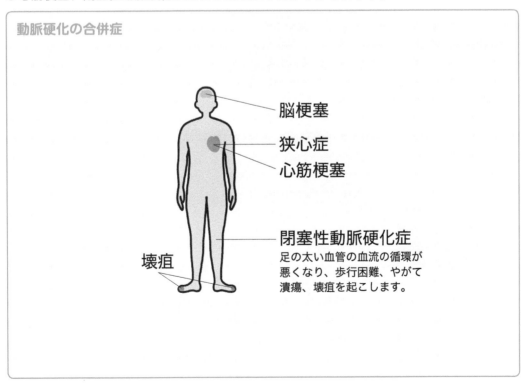

脳梗塞

狭心症

心筋梗塞

閉塞性動脈硬化症
足の太い血管の血流の循環が悪くなり、歩行困難、やがて潰瘍、壊疽を起こします。

壊疽

動脈硬化の予防

動脈硬化を予防するには、厳格に血糖を管理することに尽きます。特に、食後高血糖が動脈硬化を進行させることが知られていますので、そのマネジメントが重要です。

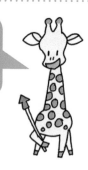

　一方、動脈硬化は、高血圧・脂質異常症・肥満・喫煙などによっても起こります。これらのリスクファクターが合併していると、動脈硬化の進行が加速的となり、心血管イベントを起こす危険が一段と高まります。

　ですから糖尿病患者さんにおいても、血糖のみならず、これらの因子の有無の確認と治療を一緒に行う必要があります。

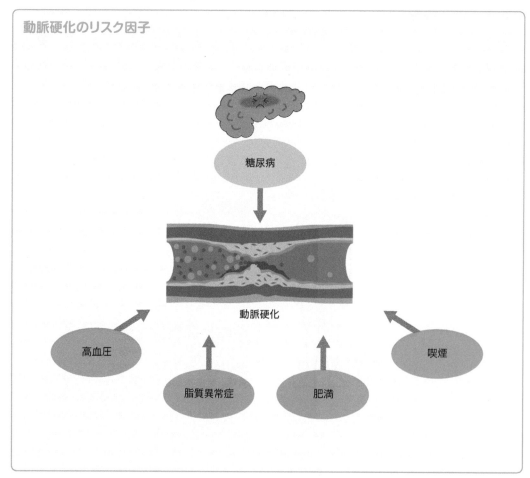

動脈硬化のリスク因子

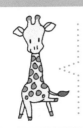

5.5 その他の慢性合併症

血管の障害から生じるもの以外にも、糖尿病には様々な合併症が起こります。

糖尿病足病変

糖尿病では、細菌などの病原体に対する抵抗力が低下しており、白癬^{はくせん}（水虫）などに罹患しやすくなっています。また、神経障害によって感覚が低下するので、低温火傷や、小さな傷に気づかず、化膿してから初めて気づかれることも多くあります。最悪の場合、潰瘍や壊疽になって下肢の切断が必要になることもあります。

動脈硬化による血流障害に限らず、こうした様々な要因による糖尿病患者の足病変を「糖尿病足病変」と総称します。

糖尿病足病変に対して行うフットケアは、看護技術としても極めて重要なものです。フットケアについては1つの章（第7章）を設けて詳説しましたので、参照してください。

認知症

特に高齢の糖尿病患者においては、認知症のリスクが非糖尿病患者の2〜4倍にものぼるといわれています。認知症は、アルツハイマー型認知症と脳血管性認知症の両方の場合があります。

認知症になると、血糖の自己管理が困難になりますし、サポートのための社会的コストも増大しますから、これを予防するためにも安定した血糖管理を目指す必要があります。

歯周病

　血糖管理が不良であると、歯周病が悪化しやすくなります。また、歯肉の慢性的な炎症状態はインスリン抵抗性を引き起こし、血糖を悪化させるという悪循環をもたらします。

　他にも、歯周病は虚血性心疾患や呼吸器疾患、低体重児出産などのリスクにもなると報告されています。

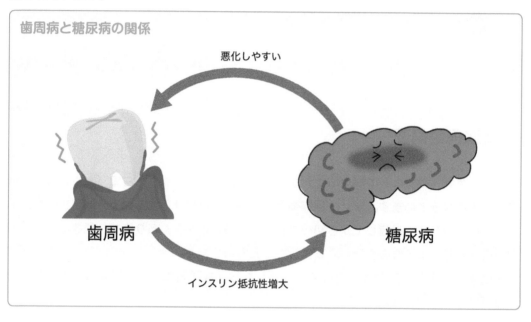

歯周病と糖尿病の関係

悪化しやすい

歯周病

糖尿病

インスリン抵抗性増大

第 **6** 章

慢性腎臓病
（CKD）

6.1 CKD（Chronic Kidney Disease）とは

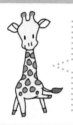

糖尿病ではしばしば腎臓が障害されますが、糖尿病性腎症以外の腎疾患も含めた、より大きな概念である慢性腎臓病（CKD）について学んでおきましょう。

CKDの定義

慢性腎臓病（Chronic Kidney Disease：CKD）という概念は、2002年に米国腎臓財団（NKF）が提唱したのが始まりです。

それまでは、主に慢性腎不全（Chronic Renal Failure：CRF）という用語が使われていましたが、CRFにまで至らない状態であっても心血管疾患が併発するリスクが高く、またCRFに進展する前の早期段階から治療介入をすることが望ましいということがわかってきました。そのため、未病状態から末期までを包括する、より大きな概念としてCKDが提唱されました。

これにより、非専門医にとっても早期に腎臓病を発見して介入し、末期状態へ至るのを防ぐチャンスが増えると考えられています。

CKDは以下のような理由で、医学的に重要な問題であると考えられています。

- 世界的に末期腎不全による透析患者が増加しており、医療経済上も大きな問題となっている。
- 日本の成人人口の約13%、1330万人がCKD患者である。
- 糖尿病、高血圧などの生活習慣病が背景因子となって発症するCKDが多い。
- CKDは末期腎不全・心血管疾患のリスクが高く、国民の健康を脅かしている。

CKDの原疾患にはいろいろなものが挙げられますが、上記の通り、糖尿病性腎症はそのうちの代表例です。

CKDの定義を、次に示します。

①尿異常、画像診断、血液、病理で腎障害の存在が明らか。特に蛋白尿の存在が重要。
②糸球体濾過量（Glomerular Filtration Rate：GFR）＜60mL/分/1.73m²
①、②のいずれか、または両方が3ヵ月以上持続する。

つまり、各種の腎臓関連の検査結果において、何か1つでもひっかかるものがあり、それが長期にわたって持続しているのなら、すべてCKDとなります。

　CKDは、原疾患・GFR区分・蛋白尿区分によって、下表のようにステージ分類されています。ステージが上昇するほど、末期腎不全に近づくのみならず、心血管リスクが上昇していきます。

CKD重症度分類

原疾患	蛋白尿区分		A1	A2	A3
糖尿病	尿アルブミン定量（mg/日）尿アルブミン/Cr比（g/gCr）		正常	微量アルブミン尿	顕性アルブミン尿
			30未満	30〜299	300以上
高血圧腎炎多発性嚢胞腎移植腎不明　その他	尿蛋白定量（g/日）尿蛋白/Cr比（g/gCr）		正常	軽度蛋白尿	高度蛋白尿
			0.15未満	0.15〜0.49	0.50以上
GFR区分（mL/分/1.73m²）	G1	正常または高値	≧90		
	G2	正常または軽度低下	60〜89		
	G3a	軽度〜中等度低下	45〜59		
	G3b	中等度〜高度低下	30〜44		
	G4	高度低下	15〜29		
	G5	末期腎不全	＜15		

重症度は原疾患・GFR区分・蛋白尿区分を合わせたステージにより評価する。CKDの重症度は死亡、末期腎不全、心血管死亡発症のリスクを緑▨のステージを基準に、黄▨、オレンジ▨、赤▨の順にステージが上昇するほどリスクは上昇する。（KDIGO CKD guideline 2012を日本人用に改変）
日本腎臓学会編：CKD診療ガイド2012, p.3, 東京医学社, 2012. より転載

　医療スタッフがこの表を暗記する必要まではありませんが、「腎機能（GFR）が低い」ということと、「尿蛋白が多い」という場合に、リスクが相乗的に上昇していくというイメージをもっておくといいでしょう。

　この表の中でも、原疾患として「糖尿病」が独立して記載されていることがわかります。それだけ糖尿病は、疾患頻度も高いうえに、リスクの高い原疾患として重要視されていることが見て取れるでしょう。

糖尿病性腎症とCKD重症度分類の関係

　では、第5章で紹介した、糖尿病性腎症病期分類と、CKD重症度分類の対応関係を確認しておきましょう。

糖尿病性腎症病期分類2014とCKD重症度分類との関係*

アルブミン尿区分	A1	A2	A3
尿アルブミン定量	正常アルブミン尿	微量アルブミン尿	顕性アルブミン尿
尿アルブミン/Cr比 （mg/gCr）	30未満	30〜299	300以上
（尿蛋白定量）			（もしくは高度蛋白尿）
（尿蛋白/Cr比 （g/gCr））			（0.50以上）

GFR区分 （mL/分/ 1.73m²）		A1	A2	A3
	≧90 60〜89 45〜59 30〜44	第1期 （腎症前期）	第2期 （早期腎症期）	第3期 （顕性腎症期）
	15〜29 <15	第4期（腎不全期）		
	（透析療法中）	第5期（透析療法期）		

　同じ病態をみているわけですから、基本的には整合性のあるように、分類のすり合わせがなされています。

　CKD重症度分類のほうが、腎臓専門医的な立場に立ってGFRの区分をより細かく分けている形になっていますが、両者に共通しているのは、腎不全期より前の糖尿病性腎症の管理においては、蛋白尿（特にアルブミン尿）の度合いが重視されているということです。

〈文献〉
＊糖尿病性腎症合同委員会：糖尿病性腎症病期分類2014の策定（糖尿病性腎症病期分類改訂）について．糖尿病 57（7）：
　p.529-534, 2014.

6.2 CKDの管理

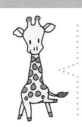

糖尿病性腎症を含む、CKDの管理について学んでいきましょう。CKDという観点から学ぶことで、糖尿病患者以外のCKD患者の対応も可能になります。

CKDに対する集学的治療

CKDの管理において、エンドポイントである末期腎不全や心血管疾患を防ぐためには、病態の連鎖を断ち切るために、以下のような集学的治療が必要となります。

- 生活習慣の改善、食事指導
- 高血圧の治療、尿蛋白／尿アルブミンの減少
- 糖尿病の治療
- 脂質異常症の治療
- 貧血の治療
- 骨・ミネラル代謝異常の治療
- 高尿酸血症の治療
- 高カリウム血症／代謝性アシドーシス／尿毒症の治療
- CKDの原因に対する治療

これらの中で、いかなる医療スタッフにとっても重要なものは、「生活習慣の改善」および「食事指導」です。これらについては、p.106〜で詳説します。

その他の項目は医師の投薬治療によるところが大きいですが、各々について「どんな治療をしているのか」のイメージをもっておくことは大切ですので、簡単に言及していきましょう。

高血圧の治療、尿蛋白／尿アルブミンの減少

診察室血圧130/80mmHgを降圧目標とします。ただし、65歳以上の高齢者では、病態に応じて過剰降圧を回避するよう注意します。

食事療法として、減塩（3g/日以上6g/日未満）が重要です。糖尿病合併CKD患者や、蛋白尿を呈する患者では、降圧薬としてRAS阻害薬（ARB、ACE阻害薬）を主に用います。

糖尿病の治療

厳格な血糖管理により糖尿病性腎症の発症・進展を抑制できることが明らかにされています。本書の第1章～第5章で述べてきた内容に準じて、治療を行います。

脂質異常症の治療

LDLコレステロールは120mg/dL未満（可能であれば100mg/dL未満）を目標とします。

「**スタチン**」と呼ばれる薬剤が投薬の中心となります。

貧血の治療

腎臓は、赤血球産生を促進するホルモンである「**エリスロポエチン**」を分泌します。つまり、腎臓が障害を受けているCKD患者では、エリスロポエチンが低下し、貧血を呈するようになります。これを「腎性貧血」と呼びます。

鉄欠乏の評価などを踏まえたうえで、赤血球造血刺激因子製剤（Erythropoiesis Stimulating Agent：ESA）を投与して治療します。

Hb 10g/dL以下でESAを投与開始し、Hb 10～12g/dLを目標とします。

骨・ミネラル代謝異常の治療

　腎臓は、Ca（カルシウム）やP（リン）などの、ミネラル代謝調節に大きな役割を果たしており、生化学検査値の変化だけでなく、骨の病的変化や血管石灰化など全身の異常を引き起こします。これを「CKD-Mineral and Bone Disorder（CKD-MBD）」と呼びます。

　治療として、食事療法の他、Ca製剤、P吸着薬、ビタミンD製剤、副甲状腺ホルモン（PTH）を調整する薬剤などが使用されます。

高尿酸血症の治療

　腎機能低下に伴って尿酸排泄が低下するため、CKD患者では高尿酸血症の頻度が高まります。生活習慣の改善のほか、尿酸生成抑制薬が主に使用されます。

高カリウム血症／代謝性アシドーシス／尿毒症の治療

　腎機能低下に伴ってK（カリウム）排泄の低下と、代謝性アシドーシス合併により血清K値は上昇します。これは突然の致死性不整脈の原因となり危険です。治療として、食事療法のほか、K吸着薬や、重曹が用いられます。

　CKDステージG4〜5では、球形吸着炭を投与して、CKDの進行抑制や倦怠感などの尿毒症症状の改善を図ることがあります。

CKDの原因に対する治療

　糸球体腎炎など、CKDの原因が明らかにできれば、ステロイド投与や免疫抑制薬の投与によってその治療を行います。これらは、腎臓専門医の領域となります。

CKDに対する生活・食事指導

生活・食事指導の概要

　肥満の解消（BMI＜25を目指す）や禁煙といった生活習慣の改善は、動脈硬化の進展を抑制し、CKD進行や心血管疾患リスクを抑制します。

　水分の過剰摂取や極端な制限は、腎機能にとって有害です。尿の排泄障害がない場合には、健常者と同様に口渇感にまかせて摂取する形でよいですが、腎機能低下が高度である場合には、注意が必要です。浮腫の程度や体重の推移を観察するとよいでしょう。

　飲酒は禁止ということはありませんが、適正な摂取量はエタノールとして、男性では20〜30mL/日（日本酒1合）以下、女性は10〜20mL/日以下を目安としましょう。

　CKD管理において特に管理が重要な栄養素について、まとめると次のようになります。

CKDステージによる食事療法基準*

ステージ （GFR）	エネルギー （kcal/kg体重/日）	蛋白質 （g/kg体重/日）	食塩 （g/日）	カリウム （mg/日）
ステージ1 （GFR≧90）		過剰な摂取をしない		制限なし
ステージ2 （GFR 60〜89）		過剰な摂取をしない		制限なし
ステージ3a （GFR 45〜59）	25〜35	0.8〜1.0	3以上 6未満	制限なし
ステージ3b （GFR 30〜44）		0.6〜0.8		≦2000
ステージ4 （GFR 15〜29）		0.6〜0.8		≦1500
ステージ5 （GFR＜15）		0.6〜0.8		≦1500
5D （透析療法中）	別表			

注）エネルギーや栄養素は、適正な量を設定するために、合併する疾患（糖尿病、肥満など）のガイドラインなどを参照して病態に応じて調整する。性別、年齢、身体活動度などにより異なる。

注）体重は基本的に標準体重（BMI＝22）を用いる。

CKDステージ5Dにおける食事療法基準*

ステージ5D	エネルギー（kcal/kg体重/日）	蛋白質（g/kg体重/日）	食塩（g/日）	水分	カリウム（mg/日）	リン（mg/日）
血液透析（週3回）	30〜35[注1,2]	0.9〜1.2[注1]	<6[注3]	できるだけ少なく	≦2000	≦蛋白質（g）×15
腹膜透析	30〜35[注1,2,4]	0.9〜1.2[注1]	PD除水量（L）×7.5＋尿量（L）×5	PD除水量＋尿量	制限なし[注5]	≦蛋白質（g）×15

注1）体重は基本的に標準体重（BMI＝22）を用いる。

注2）性別、年齢、合併症、身体活動度により異なる。

注3）尿量、身体活動度、体格、栄養状態、透析間体重増加を考慮して適宜調整する。

注4）腹膜吸収ブドウ糖からのエネルギー分を差し引く。

注5）高カリウム血症を認める場合には血液透析同様に制限する。

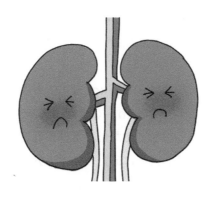

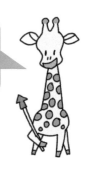

次のページから、各々の栄養素について説明していきます。

〈文献〉

*日本腎臓学会編：慢性腎臓病に対する食事療法基準2014年版. 日腎会誌 56（5）: p.533-599, 2014.

食塩

　CKDでは食塩の過剰摂取により高血圧をきたしやすく、病態に不利となります。また、腎機能低下が高度である場合は、食塩の過剰摂取により細胞外液量の増加を招き、浮腫・心不全・肺水腫などの原因となります。

　そのため、食塩摂取量はCKDステージにかかわらず6g/日未満を基本とします。ただし、3g/日未満の過度の食塩制限は推奨しません。

 蛋白質

　蛋白質は、生命活動における代謝によって異化されると、尿素窒素のような老廃物（尿毒症性物質）に変化します。本来、蛋白質自体は重要な要素なのですが、老廃物の排泄機能が低下しているCKDの状態では、これは不利になってしまいます。そこで、CKD管理においては、腎臓への負荷軽減や腎代替療法（透析や腎移植）導入の延長を期待して、蛋白質の摂取制限をするのが一般的な考え方となっています。

　健常日本人の蛋白質摂取推奨量は0.9g/kg/日であることを踏まえ、ステージG3aでは0.8〜1.0g/kg/日、ステージG3b〜G5では0.6〜0.8g/kg/日とします。

　一方で、考えなしに蛋白質制限をするだけでは低栄養となりやすく、むしろ予後不良となることも知られています。実施にあたっては十分なエネルギー摂取量の確保や、特殊食品の活用をすることが必要です。

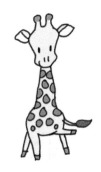

エネルギー

　前述のように、CKDでは蛋白質制限をすることが多いので、栄養不足を防ぐために十分なカロリー摂取が推奨されます。

　一方で、CKDには糖尿病・肥満・高血圧などの生活習慣病が併存していることも多く、これらの疾患に対する食事療法には、独自の歴史と目的があります。ですから、CKDの食事療法として包括する場合にも、その点に十分配慮する必要があります。

　糖尿病治療の観点からp.33で解説した通り、摂取すべきエネルギー量は、標準体重と身体活動量をもとに算出されます。これと、「CKDでは十分なエネルギー確保」という目標の両方に照らして、保存期CKD（透析でないCKD）の管理における摂取エネルギー量は「25〜35kcal/kg標準体重/日」が妥当とされています。糖尿病合併CKD患者の場合には、やはり、実践的には「25kcal/kg標準体重/日」を目安にするとよいでしょう。

　なお、肥満がある場合には、「20〜25kcal/kg標準体重/日」で指導してもよいとされていますが、蛋白制限を強化する場合には、過度な栄養制限によるリスクが、体重の減量による有益性を上回らないように気をつけます。

　いずれにせよ、摂取エネルギー量は、背景疾患・性別・年齢・身体活動レベルなどを総合的に考慮して算出し、身体所見や検査所見などの推移により適時に変更する姿勢が重要です。

カリウム

　腎機能低下に伴ってカリウム排泄が低下しますので、原理的に、CKDステージが進行するほど、摂取するカリウムを制限しなければなりません。

　具体的には、ステージG3bでは2000mg/日以下、G4〜G5では1500mg/日以下を目標とします。患者さんに、カリウムの多い食品（生野菜や果物）の知識をつけてもらい、それらを避けてもらう必要があります。

　カリウムの排泄能や食事の傾向によってかなりの差が出るので、画一的に決めることは現実的ではありません。やはり、血液検査での血清カリウム値を参考にしながらフィードバックを継続的にしていくことが必要です。

✳ 透析患者の栄養管理

　別表にもなっている通り、CKDでも末期腎不全に至って透析患者となると、栄養管理の方法も変わってきます。

　まず、慢性透析患者では、肥満よりもるい痩（低栄養）のほうが強い予後不良要因とされているため、保存期以上にエネルギー必要量が高めとなり、30〜35kcal/kg標準体重/日という設定になっています。ただし、やはり患者背景にあわせて適宜調節を行う必要があり、特に糖尿病を合併している場合には、25〜35kcal/kg標準体重/日と少し幅広く考えるのが妥当とされています。

　蛋白質に関しては、透析によって尿毒素の除去が可能となるので、やはり摂取不足のほうが問題となります。そのため、健常人と同等以上の0.9〜1.2g/kg/日と緩和されることがポイントです。

　カリウムは、血液透析では保存期と同様、厳格に制限が必要です。一方で、腹膜透析においては連日の継続的な除去が可能ですので、制限はあまり必要ないという特徴があります。

　透析患者において特有なのは、リンの制限です。透析で除去できるリンの量には限界があり、自尿の乏しい透析患者では保存期CKD以上に「CKD-MBD」のリスクが高くなります。よって、長期的な予後改善のためにもリンの摂取制限が必要となります。
　一般的に蛋白質が豊富な食品はリンも多く含んでいるため、蛋白質不足をきたさない範囲で、リンを制限するというバランスが重要になってきます。

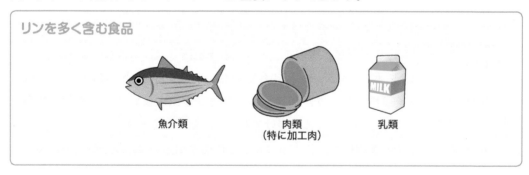

リンを多く含む食品

　　　魚介類　　　　　肉類　　　　　乳類
　　　　　　　　　（特に加工肉）

透析導入の準備

　CKD管理の究極の目標は腎機能低下の進行を阻止することですが、残念ながら末期腎不全に至ってしまう症例も多く存在します。

　末期腎不全となると、**腎代替療法**（主に透析）が必須となりますが、これらの治療は始めたいときにすぐに始められるわけではありません。血液透析ではシャントなどのブラッドアクセスの造設、腹膜透析では透析カテーテル留置といった事前の準備が必要になります。

　ギリギリまで透析の準備ができていないと、重篤な状態となって救急車で来院した挙句に、一時的な留置カテーテルの挿入と緊急透析導入を行い、状態が安定してからようやく維持透析の準備・・・というように、入院期間が長期にわたってしまい、当然死亡率などのリスクも上昇してしまいます。ですから、透析療法に関する情報提供や教育は、実際に透析を始める日よりもずっと早期に着手しなければならないということがポイントです。

　本邦のガイドラインでは、ステージG4, 5のCKD患者およびその家族には、腎代替療法に関する十分な説明が必要とされています。

　このような透析導入前教育において、医療スタッフの果たす役割は極めて重要です。医師だけでなく、看護師、栄養士、薬剤師、ソーシャルワーカーなど、多職種による透析導入前教育プログラムが効果的であることが示されています。

> 患者の透析の受け入れと正しい知識の吸収を促し、より主体的に療法選択をしてもらい、安全で計画的な透析導入を行うようにすることが大切です。

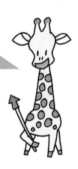

情報提供を行う看護師にとって、代表的な腎代替療法のメリット・デメリットについては、よく理解し、患者さんに説明できるようになっておかなければなりません。

各腎代替療法の特徴

	血液透析	腹膜透析	腎移植
普及率	約90%（実績がある）	約3%（施設少ない）	約7%（ドナー少ない）
治療場所	病院・クリニック	自宅・職場（自己管理）	月1回の外来は必要
治療時間	4時間/回、3回/週	24時間毎日	免疫抑制剤の内服継続
旅行・出張	透析施設の確保	装置を持ち歩く	自由
スポーツ	比較的自由	やや制限	移植部保護が必要
妊娠・出産	困難	困難	腎機能が良好なら可能
入浴	透析日はシャワー	カテーテル保護	自由
手術	シャント作成術（小手術）	カテーテル留置	移植手術（ドナー必要）
食事制限	塩分・カリウム・リン制限	残腎機能による	健常人と同じ
継続期間	半永久的	3〜8年程度	10〜20年が目安
社会復帰	透析時間以外で仕事は可能	比較的容易	容易
医療費	約480万円／年	約360〜600万円／年	初年度約800万円 以後約140万円／年
自己負担	身体障害者手帳（じん臓機能障害）の取得で更生医療の適応。1〜数万円／月。		

透析療法の導入が不可避と考えられる患者さんを指導する場合には、「なるべく透析にならないように」という保存期の厳格な指導からは少し切り替えて、「透析の生活も悪いものではない（普通に社会生活は送れる）」というニュアンスで伝えることも重要です。

むやみに患者さんが「透析は絶対にやりたくない」という考えに凝り固まって準備を拒否し続けると、前述の通りリスクの高い緊急導入になってしまうからです。

フットケア

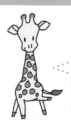

7.1 糖尿病足病変

糖尿病患者では足潰瘍などの病変の頻度が非常に高く、しばしば足の切断に至る場合があります。足を守ることは患者のQOLと予後を保つためにも重要であり、医療スタッフが担う役割はとても大きいものです。

糖尿病足病変とは

糖尿病足病変は、WHOにより「神経学的異常といろいろな程度の末梢神経障害を伴った下肢の感染、潰瘍形成そして・または深部組織の破壊」と定義されています。

糖尿病足病変は、糖尿病患者における神経障害や末梢循環障害、易感染性などを背景にして、右の図のように様々な機序を介して起こります。

日本国内には、6万人以上の糖尿病性足潰瘍患者が存在しており、足壊疽を合併する患者は2万5千人に及ぶといわれています。また、下肢切断までに至った患者の生命予後は不良であり、1年生存率は50～70%、2年生存率は30～60%、5年生存率は40%程度まで低下します。

糖尿病足病変を予防することはもちろん、足病変をきたしてしまうような糖尿病の管理状態を改善させることが重要であるということがわかるでしょう。

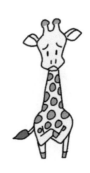

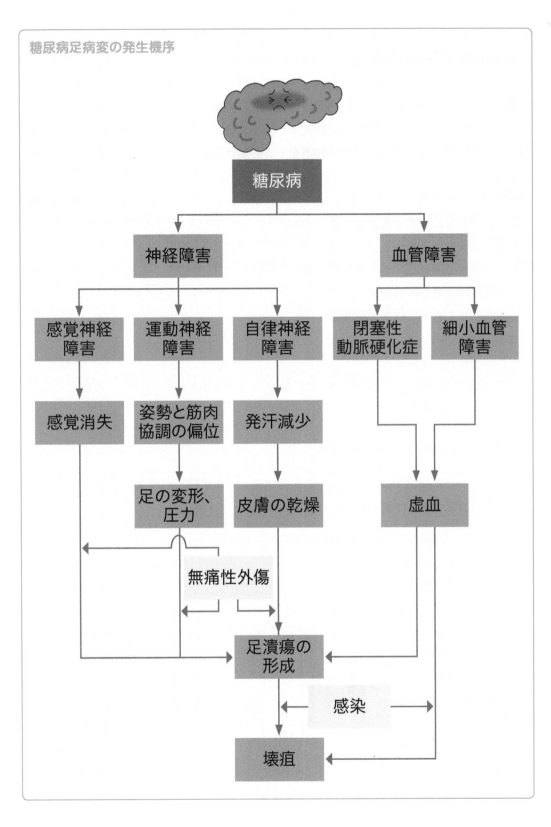

糖尿病足病変の発生機序

糖尿病足病変の評価

　糖尿病患者の診療において、足病変のリスクを評価することが大切です。

　まずは、以下のような、糖尿病足病変のハイリスク因子を知っておきましょう。これらに当てはまる患者さんは入念に足の観察をする必要があります。

- ● 足病変や足趾切断の既往がある
- ● 腎不全または透析中
- ● 閉塞性動脈硬化症などの末梢循環障害、喫煙者
- ● 高度な糖尿病性神経障害
- ● 足趾や爪の変形、胼胝を有する
- ● 足病変について知らない
- ● 血糖管理が不十分
- ● 視力障害のため、自分の足を見たり、爪を切ったりできない
- ● 外傷を受ける機会が多い
- ● 一人暮らしや、不衛生

　また、足だけに注目するのではなく、生活状態・身体状態・心理状態を踏まえた総合的な視点から、アセスメントすることも心がけます。

フットケアのためのアセスメントのポイント

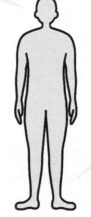

心理状態
- ● 糖尿病や自分の身体、足への関心
- ● フットケアの必要性の理解

生活状態
- ● 職業や趣味
  （長靴やサンダルを履く仕事、立ち仕事が多い、おしゃれを楽しむためにハイヒールを履く、など）
- ● 喫煙の有無
- ● 身なり（清潔観念）
- ● これまでのフットケアの方法
- ● 生活状況
  （正座の時間が長い、重い荷物を持つことが多い、こたつを使う習慣がある、など）
- ● サポート態勢（家族の有無）

身体状態
【足の状態】
- ● 神経障害や血流障害の有無
- ● 皮膚の状態と浮腫の有無
- ● 足や爪の変形の有無
- ● 足トラブルの既往
【全身状態】
- ● 血糖値
- ● 栄養状態
- ● 視力障害や認知障害の有無
- ● 歩行状態や姿勢
- ● 体型（肥満など）
- ● 運動障害（麻痺など）の有無

林道夫、糖尿病看護認定看護師による糖尿病看護研究：糖尿病まるわかりガイド，p.38，学研メディカル秀潤社，2014. より引用

7.2 フットケアの実際

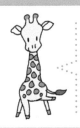

医療スタッフによるフットケアの実際をみていきましょう。

フットケアの基本

　糖尿病患者において、いったん足病変ができてしまうと、治癒が遷延したり難治性となったりすることがしばしばあります。そのため、足を守るためには「予防」や「早期治療」の観点が重要です。

予防的フットケアの三本柱
1．傷をつくらない、つくらせない
2．早期発見、早期治療
3．適切な処置と診療科へのコンサルテーション

　日頃から、良好に血糖管理を行うこと、正しい足の観察・ケアを欠かさないことを心がけましょう。「足に異変はありませんか？」「少し足を見せてください」と、医療スタッフから積極的に声をかけ、コミュニケーションを取ることが下肢切断の予防につながります。

　また、以下のような患者さんが自分でできる予防法を指導し、自分の足に関心をもって手入れを実践してもらうようにすることも効果的です。

- 禁煙
- 足を毎日見て清潔に保つ
- 足にあった靴を履き、かかとの高い靴は避ける
- 深爪にならないように爪を切る
- 足の爪がよく見えないときは、同居者や病院で切ってもらう
- 低温やけどに注意する
- 足が腫れたり、痛みがあったり、色が（赤や青や暗い色に）変化していたり、液が滲み出てきた場合はすぐに病院を受診する

実際の診察においては、とにかく「患者の足を見て、触る」ということが基本となります。

観察の際は、靴下を脱がせて裸足にし、ズボンを膝までめくり上げてから、足全体を観察できるようにします。

視診では、上から順に「下腿→足背→足先→足趾→足底」というように一連の流れをもって観察することで見落としを防ぎます。

特異的な病変の好発部位に注意しながら、入念な観察をしましょう。

足の視診のポイント

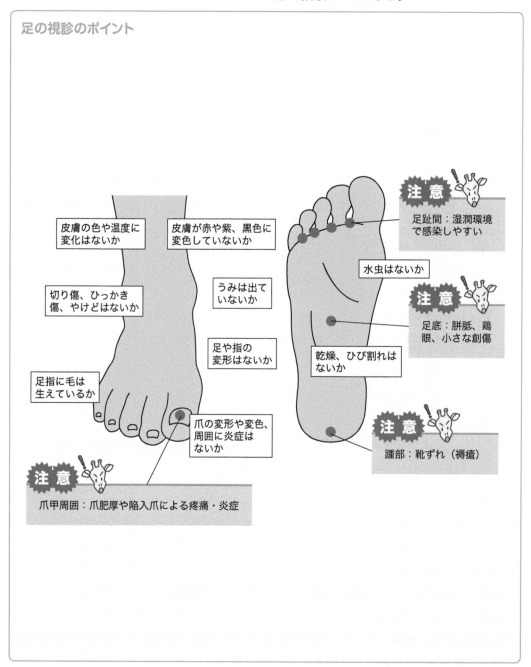

皮膚の色や温度に変化はないか

皮膚が赤や紫、黒色に変色していないか

切り傷、ひっかき傷、やけどはないか

うみは出ていないか

足や指の変形はないか

足指に毛は生えているか

爪の変形や変色、周囲に炎症はないか

注意 爪甲周囲：爪肥厚や陥入爪による疼痛・炎症

注意 足趾間：湿潤環境で感染しやすい

水虫はないか

注意 足底：胼胝、鶏眼、小さな創傷

乾燥、ひび割れはないか

注意 踵部：靴ずれ（褥瘡）

触診では、血流障害・神経障害・筋萎縮などを評価することができます。

足の動脈（足背動脈・後脛骨動脈・膝窩動脈）の拍動減弱や、皮膚の冷感などが血流障害を示唆します。

各神経の支配領域を触れて痛覚・触覚を確認することで、神経障害の有無を確認します。

筋萎縮については、関節の可動域の確認や、徒手筋力テストなどを行うとよいでしょう。

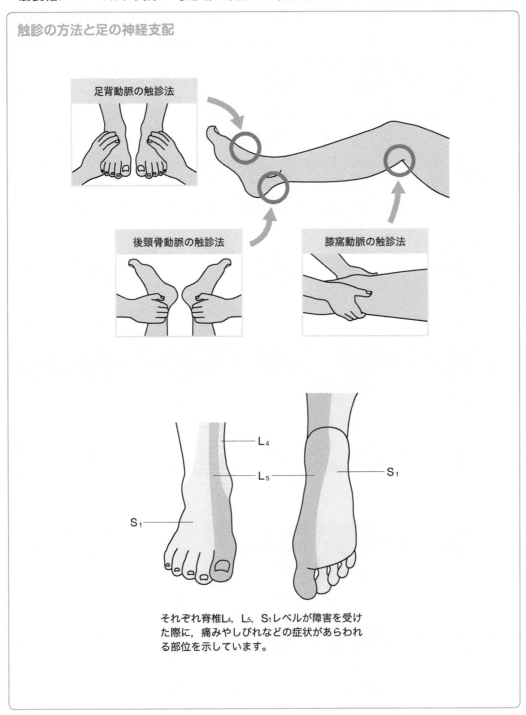

触診の方法と足の神経支配

足背動脈の触診法

後脛骨動脈の触診法

膝窩動脈の触診法

それぞれ脊椎L4，L5，S1レベルが障害を受けた際に，痛みやしびれなどの症状があらわれる部位を示しています。

胼胝・鶏眼

　胼胝<ruby>（べんち）</ruby>とは、俗にいう「タコ」のことです。同一部位に圧力が繰り返しかかることで、皮膚の角質が異常に増殖して肥厚した状態です。

　鶏眼<ruby>（けんがん）</ruby>は、俗にいう「魚の目<ruby>（うお）</ruby>」のことです。基本的な病態は胼胝と同一ですが、中心部の角質が内部に向かってトゲのように尖って肥厚します（その芯が「目」のように見えます）。そして、圧痛を伴うのが特徴です。

　胼胝や鶏眼に対しては、ヤスリやグラインダーなどを用いて削ることがありますが、患者さん自身が自己流で手技を行った場合には正常な皮膚を傷つけてしまって感染を起こすことがあります。看護師が施行する場合も、深く削り過ぎないように細心の注意を払いましょう。

　難しそうな症例に関しては、無理をせず皮膚科医に依頼することも検討します。

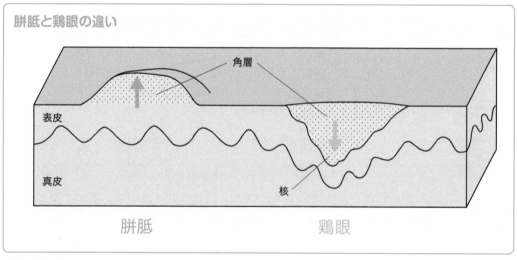

胼胝と鶏眼の違い

角層 / 表皮 / 真皮 / 核 / 胼胝 / 鶏眼

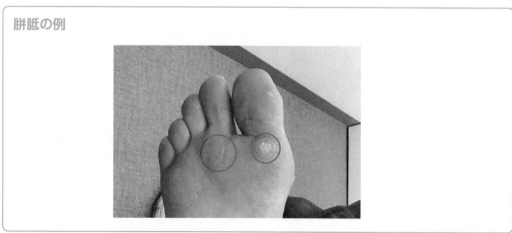

胼胝の例

足白癬・爪白癬

　白癬は、いわゆる「水虫」です。爪に白癬菌が入り込んだ場合は、通常の足白癬に比べてさらに難治性の爪白癬となります。

　糖尿病患者において、白癬がより重篤な足病変のきっかけとなることはしばしばあります。しかし、患者さんが治療の重要性を感じないため放置してしまうことも多いため、積極的な症状の聴取と観察が重要です。

　看護師がケアを行う場合、白癬に感染している爪は肥厚していて切りにくいことが多いので注意が必要です。ニッパーによって余分な部位を切除し、グラインダーで肥厚部分をなるべく削り、ヤスリで滑らかにします。また、感染の原因となる爪縁の角質や汚れは、ゾンデで取り除くようにしましょう。

　もちろん、皮膚科受診を促し、抗真菌薬による加療も行うべきです。

足白癬の例

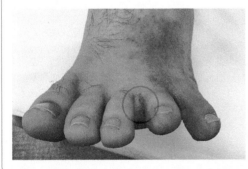 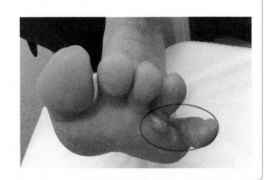

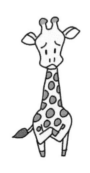

陥入爪

陥入爪は、爪縁が爪郭（爪を取り囲んでいる皮膚の部分）に食い込んでしまう状態です。疼痛を伴い、しばしば感染や肉芽形成を起こします。

患者さんには、日頃の爪切りの際に、深爪をしないように指導することが重要です。

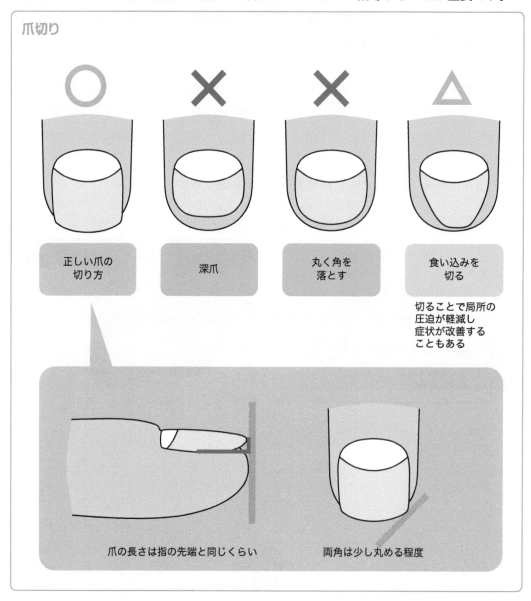

爪切り

| 正しい爪の切り方 | 深爪 | 丸く角を落とす | 食い込みを切る |

切ることで局所の圧迫が軽減し症状が改善することもある

爪の長さは指の先端と同じくらい　　両角は少し丸める程度

看護師が施行可能な、非侵襲的なケアとしては、テーピングや、コットンテクニックが挙げられます。

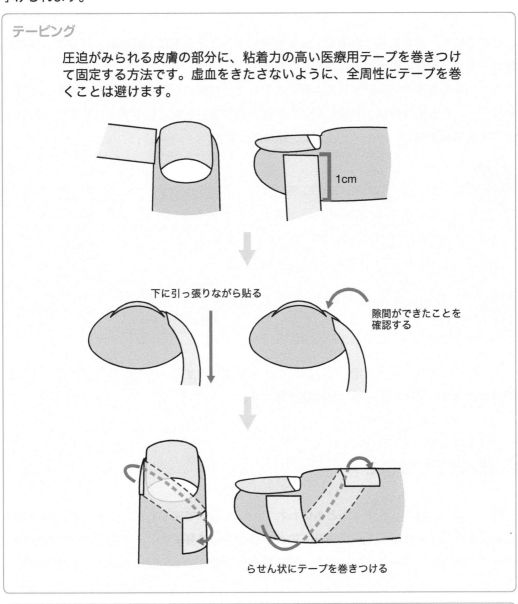

テーピング

圧迫がみられる皮膚の部分に、粘着力の高い医療用テープを巻きつけて固定する方法です。虚血をきたさないように、全周性にテープを巻くことは避けます。

1cm

下に引っ張りながら貼る

隙間ができたことを確認する

らせん状にテープを巻きつける

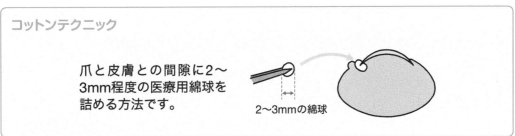

コットンテクニック

爪と皮膚との間隙に2～3mm程度の医療用綿球を詰める方法です。

2～3mmの綿球

症状が重い場合には、皮膚科医による観血的な手術・処置を依頼しましょう。

乾燥・浸軟

　加齢や脱水、また自律神経障害による発汗低下などを背景に、踵部などはしばしば乾燥傾向となり、皮膚に亀裂が生じやすくなります。

　また、逆に皮膚の角質が水分を大量に吸収して、白色に膨潤した状態を「浸軟」と呼びますが、これも皮膚のバリア機能を低下させ、感染を引き起こしやすくなります。浸軟は、指同士の間隔が狭い、第3〜5足趾間が好発部位です。

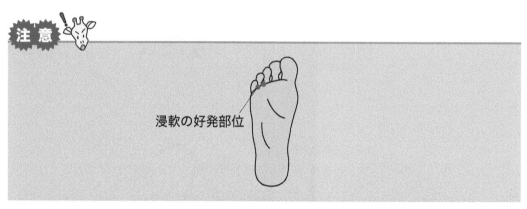

注　意

浸軟の好発部位

　ケアにおいては、足底や足背には保湿剤を十分に塗布する一方で、足趾間に関しては原則的に塗布をしないという使い分けが重要です。

靴・靴下について

　靴ずれが足切断の一番の原因ともいわれているくらいですから、フットケアにおいては、足病変そのものだけでなく、靴や靴下に対する配慮も必要です。皮膚に負担のかからない、ゆとりのある靴を選ぶようにすすめ、靴や靴下が不衛生でないかどうかなどを確認しましょう。

長時間の歩行や立ち仕事などもリスクとなりますので、生活状況にも注意を払うといいでしょう。

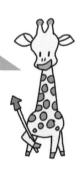

第 **8** 章

地域医療連携

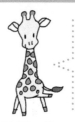

8.1 地域医療連携とは

糖尿病やCKDの診療における、専門医や専門医療機関と、地域の診療所との間の連携は近年ますます重要性を増してきています。これについて学んでいきましょう。

地域医療連携の重要性

　糖尿病やCKDは1000万人以上の患者がいると推計されています。その一方で、糖尿病専門医や腎臓専門医は、各々5000人程度しかおらず、仮にすべての患者を専門医だけで診療するとなると、医師1人あたりの患者数は、2000人という非現実的なものとなります。ですから、増え続ける慢性疾患の患者をケアするには、専門医や専門医療機関だけではなく、地域に根差した開業医・診療所と連携し、「'点' ではない '面' の医療」を実現することが不可欠となります。

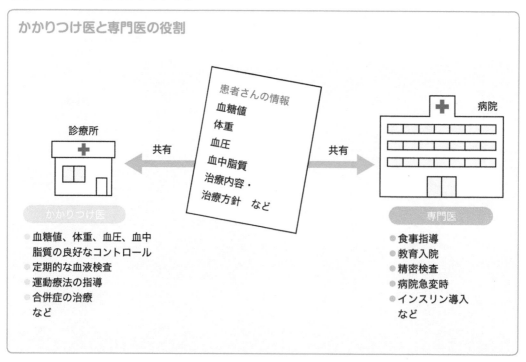

かかりつけ医と専門医の役割

地域医療連携の課題

✳ 患者の診療中断

　糖尿病やCKDの患者の良好なコントロールのためには、診療の中断が起こらないようにすることが大切です。しかし、病院から診療所に逆紹介を行った際に、患者さんが指示された通りに受診をせず、治療が中断されてしまうケースがしばしば起こります。優れた医療連携をしていくためには、患者さんに受け入れやすく、スムーズに継続しやすい診療体制を構築する必要があります。

　こうした中断を防ぐためには、電子カルテを共有するシステムなどが考えられますが、それにもかなりのコストがかかりますから、地域での合意形成が欠かせません。

✳ 患者・専門医・開業医がかかえる不安・不満

　地域医療連携の根幹は、開業医から専門医への患者紹介、または専門医から開業医への逆紹介からなります。患者・専門医・開業医は皆、理念としては医療連携の重要性や必要性は理解しているはずなのですが、現実の診療現場においては、以下のような不安や不満をかかえることが多く、うまくいかないことがあります。こうした個別の問題点を、一つ一つクリアしていく方策を進めていく視点も必要です。

患者の不安・不満	● 慣れた医師から変わって、どんな医師にあたるか不安。 ● 通い慣れた場所やシステムが変わって、適応しにくい。 ● 専門性や、緊急時の対応などの診療レベルが落ちるのではないかという心配。 ● 専門医と開業医の間で、十分な情報共有がされていない。
専門医の不安・不満	● 適切なタイミングではなく、しばしば手遅れの状態で紹介してくる。 ● 紹介する必要性の低い軽症患者を送ってくる。 ● 逆紹介をしても、患者を満足させられずに結局戻ってくる。 ● 患者情報が共有できていない。
開業医の不安・不満	● 経営を加味した保険診療の範囲では、専門医が求める診療レベルを達成できない。 ● 患者を紹介しても、戻してくれない。 ● 紹介の基準や方法、逆紹介後の診療方針が不明瞭。 ● 患者情報が共有できていない。

地域連携パス

✻ 地域連携パスとは

　様々な課題をかかえる地域医療連携ですが、これを円滑に実現するためにキーワードとなるのが「地域連携パス」です。これは、病院や診療所をはじめとする各種の医療機関があらかじめ取り決めを行い、その地域における特定の疾患（糖尿病やCKD）の診療のやり方を決めておくというものです。

　地域連携パスは、疾患ごとの特性をもっています。たとえば、脳卒中においては、「発症→急性期→回復期→社会復帰」という一方向性の連携パスが組まれます。

　一方で、経過が長期にわたる糖尿病やCKDでは、また様式が異なってきます。これらの慢性疾患は、日常的なコントロールが重要な一方で、ときに急性合併症を併発しうるものです。ですから、以下のような形の循環・継続型の連携パスが組まれることが一般的です。

Uターン型	日常の管理は診療所が行い、療養指導・教育入院・インスリン導入・急変時対応などは専門医療機関が行う。病状が安定し、治療方針が定まったら再び診療所に戻る。
Jターン型	普段はUターン型に準じて管理し、最終的に透析導入になった場合には透析クリニックに逆紹介する、ADLが低下した場合には長期療養目的の病院に送るなど、出先として別の医療機関を定める。

　診療所や各機能に特化した病院には、それぞれ得意分野があります。各医療機関が、その得意分野を効率よく分担することで、患者さんが病院と診療所を行き来しても不安なく、スムーズに医療を受けられるようにすることが、地域連携パスの重要な役割なのです。

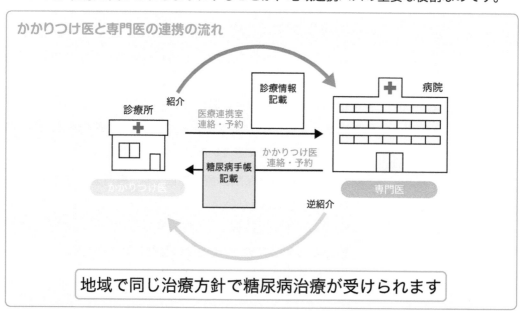

かかりつけ医と専門医の連携の流れ

地域で同じ治療方針で糖尿病治療が受けられます

❋ パスを活用した地域医療連携

　パスを活用した地域医療連携のモデルをみてみましょう。

　たとえば、普段は診療所かかりつけの患者さんが、何らかの理由で病院への紹介が必要となる際、専用の診療情報提供書1枚をFAXなどで送付するだけで、受診できるシステムがあります。こうして煩雑な手続きを省くとともに、地域内で統一された規格を用意することで、共有される情報の過不足を防止することができます。近年では、紹介／逆紹介後の患者のデータ追跡が可能となるように、ITを活用したデータベース構築も試みられています。

診療情報提供書の例（提供：社会福祉法人恩賜財団東京都済生会中央病院）

また、病院と診療所、ないしは専門医と開業医との間で協議をしながら、地域全体としての診療指針も作成します。たとえば、検査内容やその施行頻度、大まかな処方フローチャート、紹介基準や手順などを明示します。こうすることで、糖尿病やCKDの非専門医であっても、実行しやすいしくみとなります。

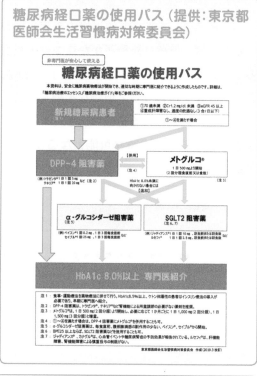

糖尿病経口薬の使用パス（提供：東京都医師会生活習慣病対策委員会）

地域連携パス紹介イメージ

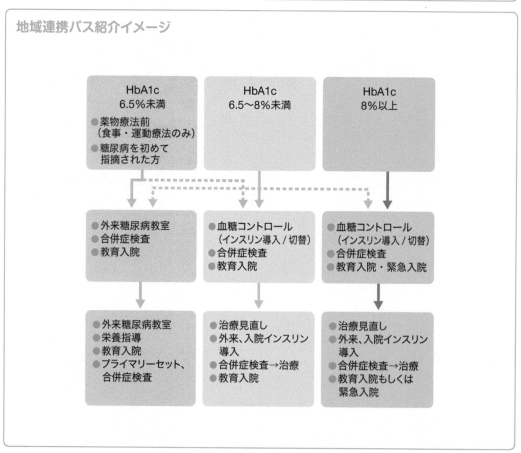

　以上のようなパスの内容は、もちろん患者さんにも公開されます。病院のホームページやパンフレットを用いて、施設や医師の紹介・入院クリニカルパス・アクセスマップなどを周知し、不安の解消を図ります。

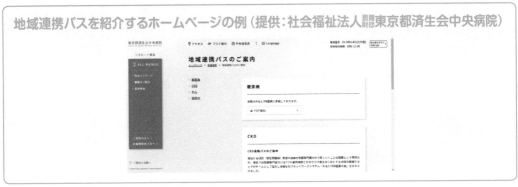

地域連携パスを紹介するホームページの例（提供：社会福祉法人恩賜財団東京都済生会中央病院）

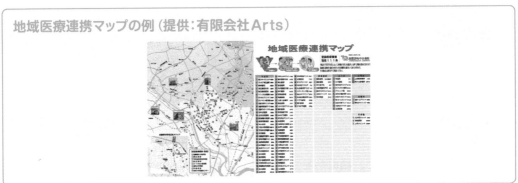

地域医療連携マップの例（提供：有限会社Arts）

医療スタッフの役割

　地域医療連携は、医師だけで担えるものではなく、看護師をはじめとする療法指導スタッフの働きが不可欠です。

　高齢社会にあって、多くの患者が、医学的に複数の合併症をかかえるのみならず、様々な社会的困難に直面するケースが増加してきています。たとえば、認知症、独居、要介護、老々介護、**虚弱／フレイルティ**（老衰による生理的予備能低下により、ストレスに弱くなった状態）といったものです。こうした中にあっては、「自分自身で、治療法を十分に理解し、治療する意欲を持ち、日常生活の中で実践する」ということが不可能な場合も、しばしばみられます。

　このような例に対応するには、看護師・ソーシャルワーカー・ケアマネージャーなど、様々な医療スタッフが連携をして、チームとして任に当たることが必要です。そのため、地域医療連携は、職種をこえた地域の人的資源をフル活用した形態へと進化していくことが求められています。

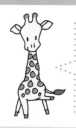

8.2 地域医療連携の実例

具体的な事例で、地域医療連携のイメージを掴みましょう。

糖尿病の一例

【症例】55歳　男性

【経過】

　X年9月の健康診断で、糖尿病を指摘され、自宅近くのクリニックAを受診した。受診時、HbA1c 13.4%であり、各種検査から2型糖尿病と診断された。

　糖毒性解除のための一時的なインスリン導入や、本格的な療養相談の適応と考えられ、クリニックA経由で、地域の基幹病院Bを紹介受診した。

　X年10月、病院Bで1週間の教育入院を行った。あわせてインスリン導入を行い、CDEJ（日本糖尿病療養指導士）資格を有する看護師の介入により、注射手技や糖尿病治療全般について指導が行われ、退院となった。

　内因性インスリン分泌は保たれており、糖毒性解除後には良好な血糖管理が持続したため、病院B外来で、経口血糖降下薬のみでの治療に変更した。その後も経過安定していたため、X年11月、病院BからクリニックAに逆紹介された。

　以後も、HbA1c 6.0～6.5%程度と良好に推移している。

　診療所単独では医療リソースが十分でないことが多く、糖尿病教室や栄養指導、フットケア指導、教育入院、インスリン導入・手技指導などを目的として病院に紹介されます。

　医師だけでは個々の患者さんの診療に長く時間をかけられない環境下で、上記のいずれにおいても、糖尿病療養指導士の果たす役割は非常に大きなものとなっています。

CKDの一例

 例

【症例】70歳　女性

【経過】

　Y－10年から、糖尿病性腎症によるCKDで自宅近くのクリニックCに通院中であった。糖尿病およびCKDに関しては、適宜、地域の基幹病院Dへ紹介し、教育入院や療養指導を受けていた。

　腎機能低下は進行し、Y－1年頃から、CKD G4となった。腎代替療法の準備が必要と考えられ、改めて病院Dを紹介受診した。

　病院D外来では、DLN（慢性腎臓病療養指導看護師）や腎臓病療養指導士の介入のもと、十分な情報提供と指導が行われ、血液透析を選択する方針となり、Y年2月にシャント造設術が行われた。

　Y年4月、呼吸苦が出現し、病院Dを救急受診した。末期腎不全による溢水・尿毒症状態と考えられ、血液透析導入を行った。透析導入に伴い、糖尿病治療薬を含む投薬調整が行われ、また透析患者としての栄養指導・療養指導が行われた。

　透析療法により経過良好となり、Y年5月より、自宅への送迎サービスがある透析クリニックEへ逆紹介され、以後同院で維持透析の方針となった。

　こちらは、典型的な糖尿病性腎症によるCKD患者のJターン紹介の一例です。もちろん、透析導入されるまでは、かかりつけクリニックCと病院Dの間でUターン連携がされており、透析導入後も病院DとクリニックEの間で連携が持続することもポイントです。

　本例においても、やはり慢性腎臓病療養指導看護師や腎臓病療養指導士といった医療スタッフの果たす役割は非常に大きなものとなっています。

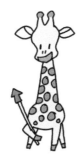

索引

監修者紹介

金子　和真

内科医・糖尿病専門医・医学博士。東京大学を中心に臨床・基礎医学に勤しんだのち、マッキンゼー・アンド・カンパニーを経て、現在、株式会社 Linc' Well 代表取締役。最高水準の診療所チェーン「クリニックフォアグループ」をプロデュースする。

著者紹介

佐藤　智寛

慶應義塾大学医学部卒業。現役で医師業をつとめるかたわら、「とらますく」名義でWeb講師として活動し、わかりやすく詳細な解説で全国の中高生に人気を博す。講師活動に限らず、ITを活用した教育・ヘルスケア関連サービスを幅広く手掛けている。

NDC 492　　143 p　　26cm

ビギナーナース実践ノート
糖尿病・腎臓病看護
2020年5月14日　第1刷発行

監修者　金子　和真
著　者　佐藤　智寛
発行者　渡瀬昌彦
発行所　株式会社　講談社
〒112-8001　東京都文京区音羽2-12-21
　　　　販　売　(03)5395-4415
　　　　業　務　(03)5395-3615

編　集　株式会社　講談社サイエンティフィク
代表　矢吹俊吉
〒162-0825　東京都新宿区神楽坂2-14　ノービィビル
　　　　編　集　(03)3235-3701

本文データ制作　株式会社双文社印刷
カバー印刷
表紙印刷　豊国印刷株式会社
本文印刷・製本　株式会社講談社